Dr. med. Heike Kovaćs





# Das hilft bei kranker Schilddrüse



Schilddrüsenprobleme erkennen, Störungen vorbeugen und behandeln

Mit Fragenkatalog für typische Beschwerden



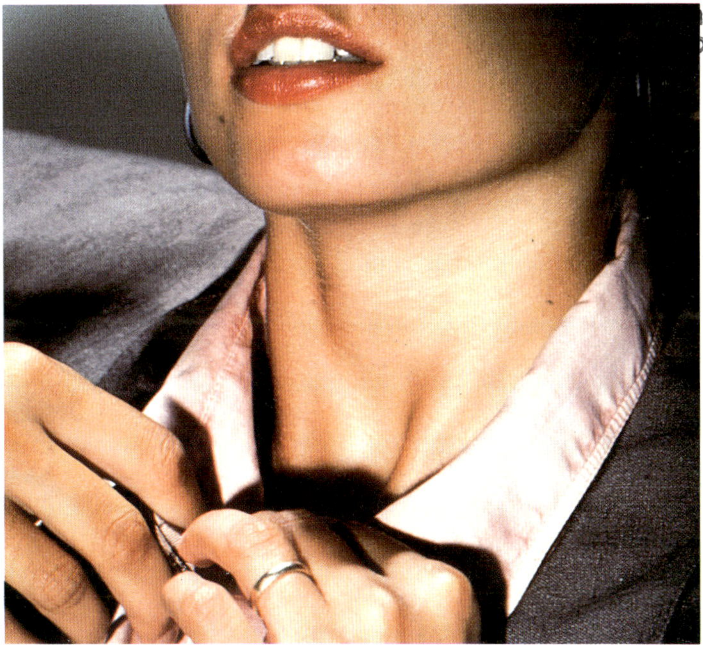

Südwest

# Inhalt



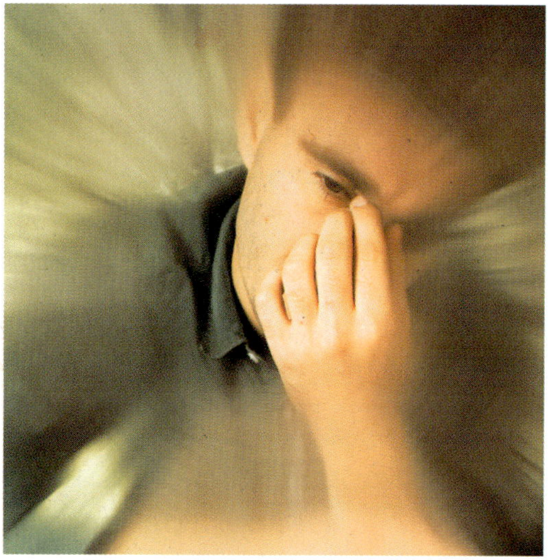

*Vielfältige Krankheitsbilder*



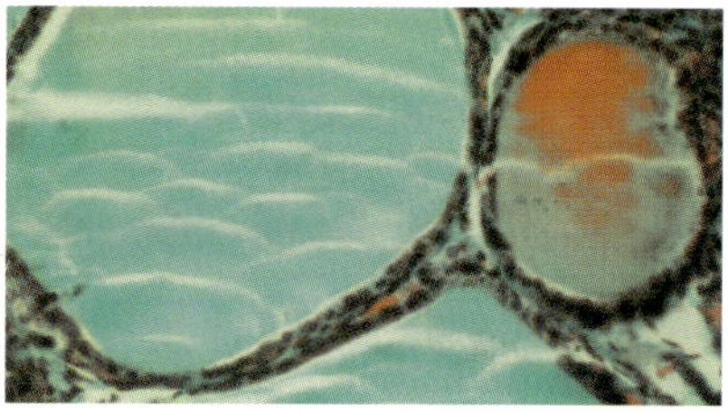

*Schilddrüsengewebe unter dem Mikroskop*



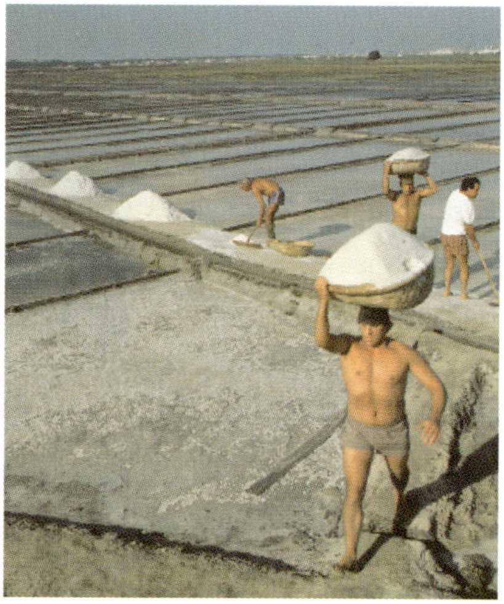

*Meersalzgewinnung*

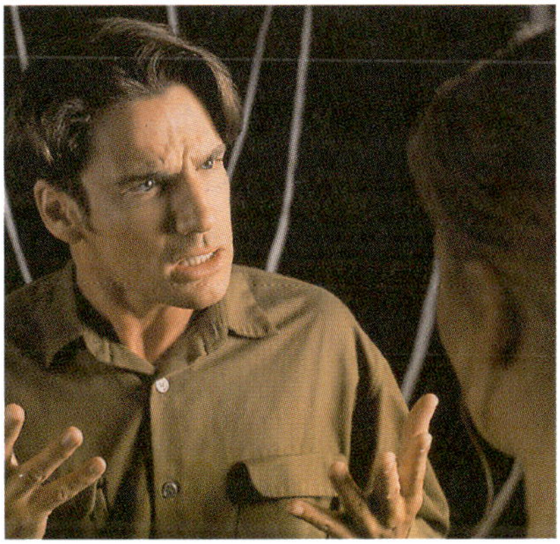

*Aufbrausend wegen der Schilddrüse?*



*Schichtaufnahme der Halsorgane*

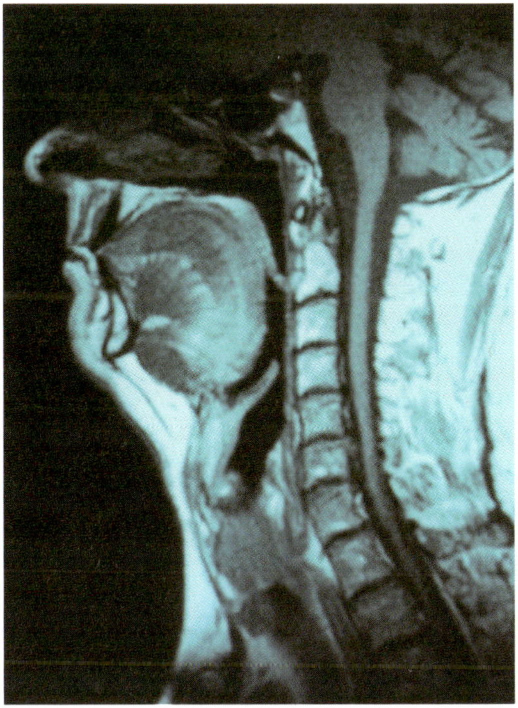



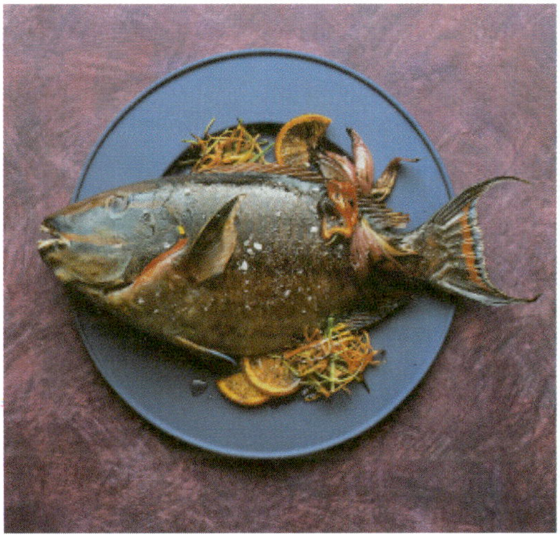



*Jodhaltiger Seefisch*

# Vorwort

Die Schilddrüse ist ein Organ, das mit Hilfe von Botenstoffen den Fluß lebenswichtiger Energien im Körper organisiert. Um gesund zu bleiben, müssen komplizierte Regelwerke fein aufeinander abgestimmt sein. Schilddrüsenbotenstoffe oder Hormone sind ein wichtiger Teil dieser Regelkreisläufe. Schon kleinste Störungen der Schilddrüsenfunktion können jedoch zu Veränderungen im Gesamtstoffwechsel führen. Diese äußern sich aber oft ganz unmerklich. Vielleicht ist zunächst nur das allgemeine Befinden gestört – wir sind müde, können uns nur schwer konzentrieren, schlafen schlecht, Appetit und Bewegungsdrang geraten außer Kontrolle, und Kreislaufprobleme stellen sich ein. Hätten Sie gedacht, daß hinter all diesen Beschwerden Schilddrüsenprobleme stecken können?

## Schilddrüsenstörungen führen zu vielerlei Krankheiten

**Lange Zeit unerkannte Schilddrüsenstörungen können schwere körperliche Veränderungen und Krankheiten verursachen.**

Erkrankungen der Schilddrüse verursachen vielfältige Störungen der Körperfunktionen. Je nach Art der Beschwerden kommen die unterschiedlichsten – sogar vollkommen gegensätzliche – Symptome vor. Das Schilddrüsenorgan ist normalerweise unsichtbar, und die lebenswichtigen Hormone wirken im Verborgenen. Für den Betroffenen ist es daher oft unmöglich, den Grund seines Leidens zu erkennen. In der Hoffnung, daß sich die Störung von selbst wieder verlieren wird, zögert er vielleicht auch noch, zu einem Arzt zu gehen. So kann das Problem dann noch weiter verschleppt werden, und massive Stoffwechselveränderungen führen möglicherweise zu schweren Erkrankungen, die behandelt werden müssen – davor sollten Sie sich schützen!

Dieses Buch enthält wichtige Informationen über die Funktionsweise unseres Stoffwechsels und die große Bedeutung der Schilddrüse und ihrer Hormone bei allen Regulationsvorgängen. Krankheiten der Schilddrüse und ihre Behandlung werden ausführlich dargestellt.
Sie erfahren, wie Sie selbst Schilddrüsenstörungen feststellen können und welche Vorbeugungsmaßnahmen (z.B. eine richtige Ernährung) möglich sind. Schilddrüsenprobleme können dann frühzeitig erkannt und zusammen mit Ihrem Arzt wirksam bekämpft werden.

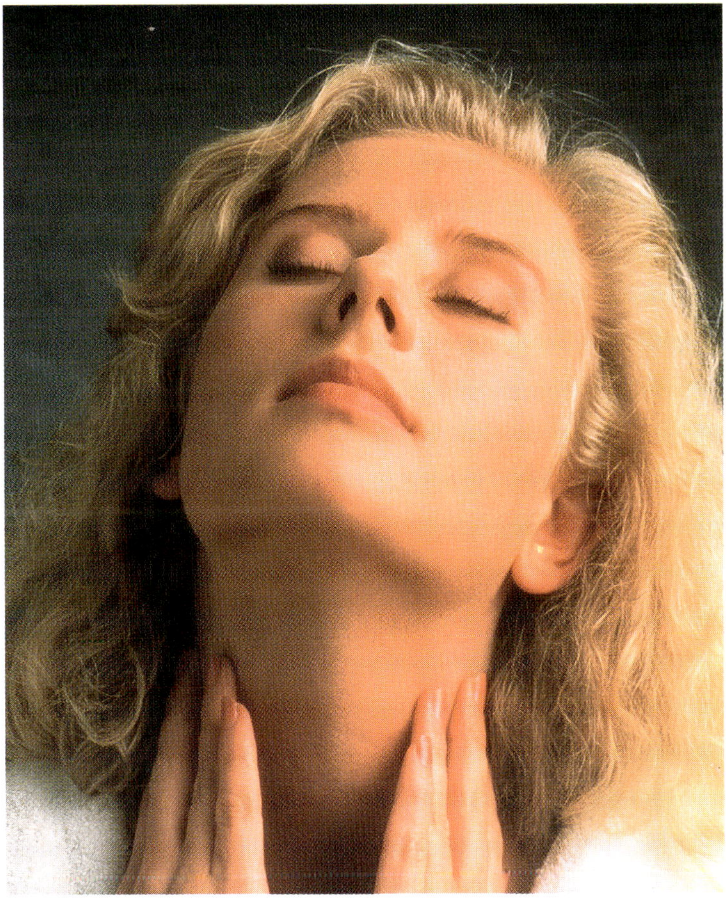

*Die Schilddrüse ist ein kleines Organ, das jedoch für das Funktionieren des menschlichen Körpers äußerst wichtig ist. Um gesund und fit zu sein und es zu bleiben, muß Ihre Schilddrüse in Ordnung sein.*

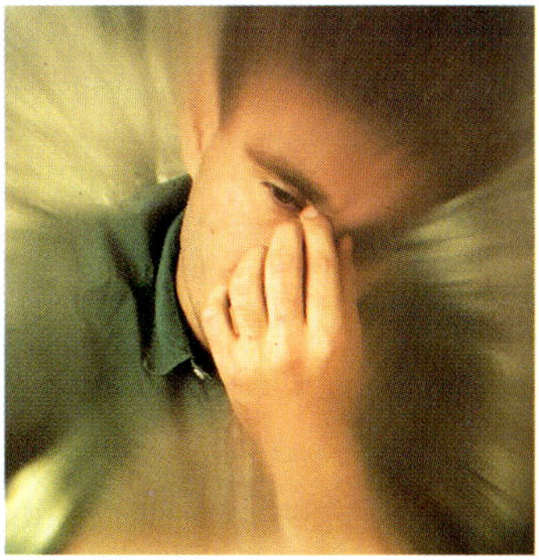

*Elend und kraftlos - das Rätseln über die Ursache beginnt.*

# Leiden mit vielen Gesichtern

Wenn es um Schilddrüsenerkrankungen geht, stehen Patienten und auch die behandelnden Ärzte vor allem vor drei Problemen:

- Die Krankheit beginnt häufig schleichend. Die Krankheitszeichen werden meist lange nicht bemerkt oder – wie bei der Kropfbildung – nicht unbedingt als krankhafter Zustand bewertet.
- Die Beschwerden sind oft so vielfältig, unterschiedlich und uneindeutig, daß sie nicht mit Störungen der Schilddrüse in Verbindung gebracht werden.
- Die Krankheit spielt sich zu einem großen Teil im psychischen Bereich ab. Die Betroffenen fühlen sich zwar krank und elend, wissen aber die Ursache dafür nicht.

## Krank ohne Grund?

**Oft drücken sich Schilddrüsenstörungen auch psychisch aus – in Niedergeschlagenheit und Verstimmung.**

Die Tatsache, daß Störungen der Schilddrüsenfunktion so viele unterschiedliche Beschwerden hervorrufen, macht die Betroffenen oft rat- und hilflos. Selbst das Gespräch mit anderen kann häufig diese rätselhaften körperlichen Erscheinungen nicht klären. Denn die Zeichen der gestörten Schilddrüse sind oft von Person zu Person verschieden. Jeder Patient trägt sein ganz eigenes, unvergleichbares Leidensbild mit sich herum. Und darüber hinaus können die durch Schilddrüsenstörungen verursachten Beschwerden auch ganz unterschiedlich ausgeprägt sein.

## Kollege Zufall

Nicht nur für den medizinischen Laien sind Krankheitszeichen außerordentlich rätselhaft, auch manche Ärzte stehen gelegentlich ratlos vor einem solchen Patienten. Schilddrüsenerkrankungen stellen eine große Herausforderung für den Arzt dar und können leicht zu Fehldiagnosen führen. Die Krankheit zeigt sich meist nicht so, wie sie im Lehrbuch steht. Patienten klagen über Gewichtszunahme, Müdigkeit und Hautstörungen.

Vielleicht denkt der behandelnde Arzt gar nicht an die Schilddrüse als Übeltäterin! Wenn er dann doch, meistens im Rahmen einer Routine-Laboruntersuchung, die Schilddrüsenhormone im Blut bestimmt hat, kann es passieren, daß diese ganz normal ausfallen – obwohl das Drüsenorgan völlig aus dem Gleichgewicht geraten ist!

Da die Schilddrüse ausgeprägte Fähigkeiten zur Eigenregulation besitzt, kann sie die Störungen über längere Zeit ausgleichen. Die Hormonwerte im Blut erscheinen deshalb unverändert normal. Typischer Ausdruck dieser Ausgleichsbemühungen ist der Kropf: Schilddrüsengewebe vermehrt sich, und das Organ wird am Hals als Vorwölbung sichtbar.

**Viele Menschen finden sich mit ihren Beschwerden ab, weil sie keine Möglichkeit sehen, etwas zu verändern. Oft gibt der Hinweis auf die Schilddrüse dann den entscheidenden Anstoß.**

## Vom Verdacht zur Gewißheit

Damit Sie genau verstehen können, wie die Schilddrüse ihre Aufgaben im Körper meistert und wie es zum Kropf kommt, werden im folgenden Kapitel zunächst Informationen über den Aufbau und die Funktionsweise des Drüsenorgans vorgestellt. Sie sollten sich dort mit den Grundprinzipien der Schilddrüsenfunktion vertraut machen, damit Sie im Verdachtsfall wissen, woran Sie sind. Wenn Sie die Zusammenhänge kennen, wird es Ihnen viel leichter fallen, mit ihrem Arzt zu sprechen. Sie werden dann vielleicht besser verstehen, was er Ihnen über Schilddrüsenstörungen und ihre

*Erschöpfung, Krise, Verzweiflung – das wünscht sich niemand. Doch solche Zustände können auch eine positive Entwicklung einleiten, wenn wir dadurch auf unsere Bedürfnisse und unseren Körper aufmerksam werden.*

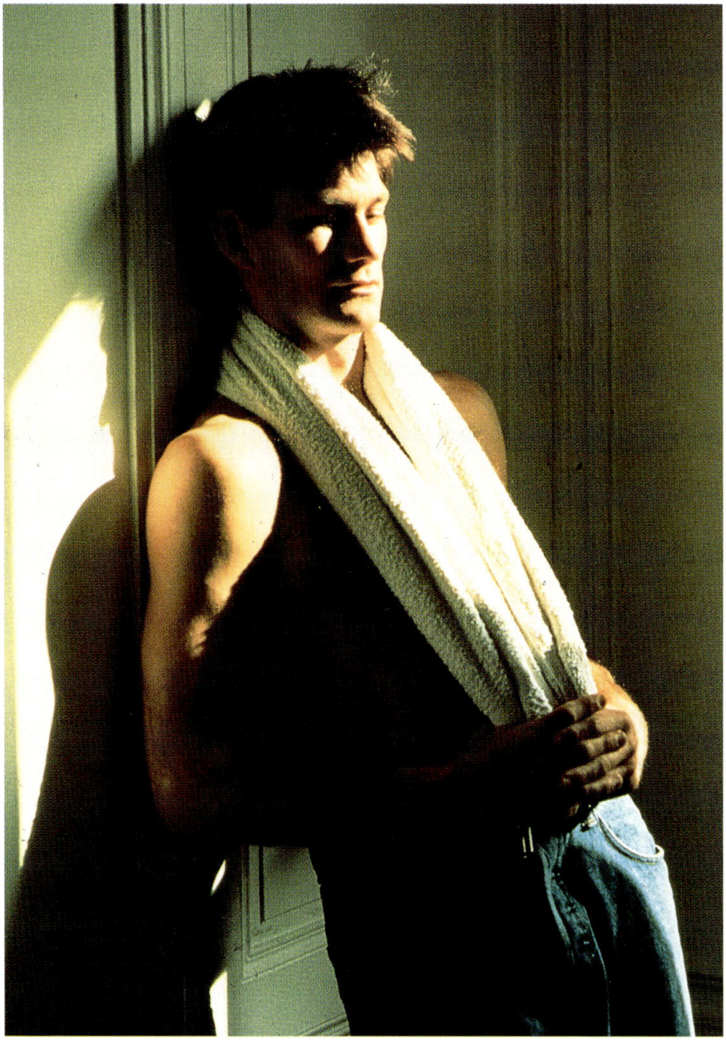

Behandlung zu sagen hat. Die praktischen Ratschläge in diesem Buch sollen auch dazu beitragen, daß Sie sich möglichst frühzeitig vor einer Schilddrüsenerkrankung schützen können. Denn mit Vorbeugung und einem achtsamen Blick auf Ihren Körper können Sie gerade im Hinblick auf Ihre Schilddrüse sehr viel für sich tun!

## Bei diesen Beschwerden sollten Sie an die Schilddrüse denken

### Probleme mit den Nerven

- Konzentrationsmangel
- Müdigkeit
- Nervosität
- Schlaflosigkeit
- Starkes Schlafbedürfnis
- Zittrige Hände

### Probleme mit Herz und Kreislauf

- Herzrasen
- Herzstolpern
- Jagender oder klopfender Puls
- Kreislaufschwäche
- Langsamer Puls

### Probleme mit der Verdauung

- Durchfall
- Verstopfung

### Probleme im Halsbereich

- Atemnot
- Kloßgefühl
- Schluckbeschwerden

### Probleme mit Haut und Haar

- Brüchige Nägel
- Haarausfall
- Heiße und schweißige Haut
- Kalte und teigige Haut
- Stumpfe Haare

### Probleme mit Appetit und Körpergewicht

- Gewichtsverlust
- Gewichtszunahme
- Heißhunger

### Probleme mit der Körpertemperatur

- Hitzewallungen
- Schweißausbrüche
- Ständiges Frieren

### Probleme mit der Psyche

- Depressive Verstimmung
- Gereiztheit
- Inneres Getriebensein
- Lethargie
- Unzufriedenheit

**Beschwerden durch Schilddrüsenerkrankungen sind sehr vielgestaltig. Von Kopfweh, Schlaflosigkeit, Rastlosigkeit bis Atemnot können alle Krankheitszeichen auftreten.**

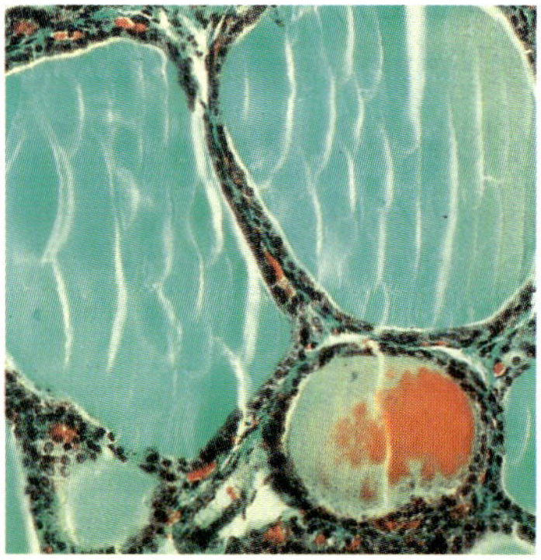

*Schilddrüsengewebe unter dem Mikroskop.*

**Wenn die Schilddrüse gesund ist, kann man sie von außen weder sehen noch tasten.**

# Kleines Organ – große Wirkung

Die Schilddrüse gehört zu den wichtigsten Organen des Körpers. Sie ist lebenswichtig. Bei einem Ausfall ihrer Drüsenfunktion können ganz zentrale Regelprozesse wie beispielsweise der Wärmehaushalt zum Erliegen kommen.

## Die Drüse am Hals

Das kleine Drüsenorgan befindet sich im vorderen Halsbereich. Mit zwei Drüsenlappen schmiegt es sich wie ein Schmetterling unterhalb des Kehlkopfes an die Luftröhre. Bei Frauen wiegt die Schilddrüse bis zu 18 Gramm, bei Männern bis zu 25 Gramm – ungefähr soviel wie ein gewöhnlicher Brief. Normalerweise ist die Schilddrüse von außen nicht zu sehen und nicht zu tasten.

### Das Blut stellt die Verbindung her

Das weiche Gewebe der Schilddrüse ist ausgezeichnet durchblutet. Das Drüsenorgan wird hundertmal mehr durchblutet als die Muskulatur der Gliedmaßen.
Warum ist das so? Die Schilddrüse gibt die von ihr produzierten Botenstoffe bzw. Hormone direkt in das Blut ab. Über den Blutkreislauf werden diese Hormone dann weitertransportiert und können so alle anderen Organe und Gewebebereiche des Körpers erreichen.
Das Blut, das ständig durch alle Teile des Körpers gepumpt wird, transportiert nicht nur Nährstoffe, die die Körper-

zellen zu ihrem Aufbau daraus aufnehmen können. Das Blut ist auch ein Kommunikationsweg innerhalb des Körpers. Er ist ohne Unterbrechung in Bereitschaft und eignet sich daher besonders für die ununterbrochene Abstimmung der Arbeit zwischen den einzelnen Organen. Das Blut stellt die Verbindung her für das Zusammenwirken der Organe.

## Botenstoffe der Energie

Die Schilddrüse ist ein sogenanntes endokrines Organ, d.h., sie produziert wie andere Körperdrüsen – etwa die Keimdrüsen, die Nebennieren, die Hirnanhangsdrüse, die Bauchspeicheldrüse und die Leber – Hormone. Zwei wichtige Hormone werden von der Schilddrüse hergestellt und in fein abgestimmten, sehr geringen Mengen an den Blutkreislauf abgegeben. Diese Hormone sind das Trijodthyronin und das Thyroxin. Beide Botenstoffe enthalten Eiweißmoleküle sowie elementares Jod.

Im Gewebe der Schilddrüse können die Hormone gespeichert werden. Auf diese Weise entsteht ein Vorrat, mit dem sich kurzfristige Mangelzustände – z. B. ein Mangel an Jod in der Nahrung – überbrücken lassen.

Trijodthyronin und Thyroxin sind übrigens die einzigen Substanzen im menschlichen Körper, die das Spurenelement Jod enthalten. Für den regelgerechten Aufbau der jodhaltigen Schilddrüsenhormone wird dieses Spurenelement normalerweise aus der Nahrung benötigt.

**Hormone, die die Schilddrüse herstellt**

- **Trijodthyronin, auch abgekürzt T3 genannt, enthält drei Jodbausteine.**
- **Thyroxin, auch abgekürzt T4 genannt, enthält vier Jodbausteine.**

**Hormone sind Botenstoffe, die unser Körper produziert, um die Tätigkeiten seiner Organe aufeinander abzustimmen.**

**Die Schilddrüse produziert zwei lebenswichtige Hormone, Trijodthyronin, abgekürzt T3, und Thyroxin, abgekürzt T4, und speichert diese in ihrem Gewebe. Wenn der Körper diese Hormone braucht, werden sie ins Blut abgegeben.**

# Regeln mit System

Die Schilddrüse hat nicht nur die Funktion, die lebenswichtigen Botenstoffe aufzubauen, sie muß auch dafür sorgen, daß diese immer im notwendigen geregelten Maß zur Verfügung stehen. Dies geschieht dadurch, daß T3 und T4 auf Vorrat produziert und in speziellen Bereichen ihres Gewebes gespeichert werden.

Wenn zu der Drüse dann der Befehl kommt, Hormone auf den Weg zu schicken, gibt sie T3 und T4 aus den Vorratsspeichern in das Blut ab.

## Die Hirnanhangsdrüse gibt die Kommandos

Für diese präzise Regulation und die Erhaltung eines gleichmäßigen Hormonspiegels im Blut ist die Schilddrüse in ein kompliziertes Steuerwerk eingebettet. Die übergeordnete Funktionseinheit, die Kommandozentrale, ist die Hirnanhangsdrüse. Sinkt der Hormongehalt im Blut, erhält die Hirnanhangsdrüse über ein ausgefeiltes Rückmeldesystem Kenntnis davon. Anschließend erteilt dieser kleine Supercomputer im Zwischenhirnbereich der Schilddrüse den Befehl, mehr T3 und T4 auszuschütten. Die Schilddrüse kann diesen Befehl sofort ausführen, da sie diese Stoffe ja in ihrem Gewebe gespeichert und abrufbereit hat. Der Blutspiegel der T3- und T4-Hormone steigt, und die Zellen sind wieder in ausreichender Menge mit diesen Botenstoffen versorgt.

Welche Bedeutung haben die Schilddrüsenhormone im Organismus? Was verändern sie im Stoffwechsel? Wie wirken sie an den Zellen des Körpers?

Das Zusammenspiel dieser Botenstoffe, die ihre Funktion bereits in winzigen Mengen erfüllen, war lange Zeit so undurchschaubar, daß viele Fragen von der Medizin erst in jüngster Zeit geklärt werden konnten.

# Wechselspiel der Hormone

Schilddrüsenhormone kann man als kleine Hochleistungsmotoren betrachten, die mit anderen Hormonen in vielfältiger Weise zusammenarbeiten und ihren Wirkungsgrad ständig dem aktuellen Bedarf anpassen. T3 und T4 spielen bei der Steuerung des Stoffwechsels eine äußerst wichtige Rolle. Sie müssen dort viele verschiedene Aufgaben erfüllen und sind vor allem bei den Wachstums- und Entwicklungsvorgängen unentbehrlich.

- Sie steuern beim Ungeborenen im Mutterleib die gesamte körperliche und geistige Reifung.
- Sie sind an der Knochenbildung und dem Aufbau der Nerven beteiligt.
- Sie wirken auf nahezu alle Lebensvorgänge im menschlichen Körper ein: Vom Sauerstoffverbrauch in den Zellen bis zur Herz-Kreislauftätigkeit, Muskelaktiviät und Regelung der Körpertemperatur nehmen sie entscheidenden Einfluß.

**Die Schilddrüse arbeitet im Verborgenen. Welche Hochleistungen sie vollbringt, ist kaum zu erahnen – so lange alles gut funktioniert.**

### Diese Prozesse werden von der Schilddrüse gesteuert

- Fettstoffwechsel
- Kohlenhydratstoffwechsel
- Eiweißstoffwechsel
- Mineralstoffhaushalt
- Energiebedarf
- Körpertemperatur
- Muskelarbeit
- Organentwicklung beim Ungeborenen
- Wachstum und Entwicklung beim Kind
- Seelische Spannkraft und körperliche Leistungsfähigkeit beim Erwachsenen
- Tätigkeit anderer Drüsen: Keimdrüsen und Nebennieren

# Motoren des Stoffwechsels

**Wie es Ihnen seelisch geht, hängt sicherlich nicht nur von körperlichen Bedingungen ab. Sie sollten sich auch um Ihr psychisches Wohlergehen kümmern. Manchmal allerdings ist auch die Schilddrüse mit im Spiel.**

Vereinfacht ausgedrückt kann man sagen, daß die Schilddrüsenhormone den Stoffwechsel antreiben und als sein Motor dienen. Stoffwechsel bedeutet, daß die mit der Nahrung aufgenommenen Lebensbausteine Kohlenhydrate, Fette und Eiweiße so umgewandelt werden, daß sie den Organismus mit Energie versorgen können. Diese Umwandlung, die Verbrennung der Nahrungsbestandteile, geschieht in den Zellen. Dort gibt es Spezialabteilungen, richtige kleine »Stoffwechselfabriken«, die sich ausschließlich um die Energieproduktion kümmern. Die Schilddrüsenhormone arbeiten in diesen Stoffwechselfabriken kräftig mit. Sie sitzen sozusagen in der Chefetage. Bei Bedarf entstehen mehr Fabriken in den Zellen – es kann dann mehr notwendige Energie für den Körper produziert werden. Sollte weniger Energie gebraucht werden, wenn der Organismus sich beispielsweise in vollkommener Ruhe befindet, gibt die Chefetage Anweisung, die Produktion zu drosseln und den Stoffwechsel zu verlangsamen.

## Kraft für Körper und Seele

Ob wir für einen sportlichen Wettkampf, eine große berufliche Anforderung oder andere besondere Leistungen unsere ganze Kraft benötigen und auf Hochtouren laufen müssen oder ob wir entspannt im Bett liegend auf Sparflamme schalten: Immer sind es die beiden Hormone T3 und T4 aus der Schilddrüse, die den Stoffwechsel an die jeweilige Situation anpassen. Aber nicht nur der körperliche Zustand wird von T3 und T4 beeinflußt. Die zentrale Rolle der Schilddrüsenhormone bei allen biochemischen Abläufen spiegelt sich natürlich auch in unserem Seelenzustand wieder. Schilddrüsenhormone bestimmen und beeinflussen auch unsere geistige Kraft und unsere Gefühle.

# Kooperation im Körper

Schilddrüsenhormone arbeiten im Team mit anderen Hormonen des Körpers zusammen. T3 und T4 beeinflussen in Verbindung mit den Geschlechtshormonen unter anderem die Prozesse der Fortpflanzung. Im großen Konzert des Hormonspiels des Organismus können Schilddrüsenhormone abwechselnd oder gleichzeitig Dirigent und Taktgeber sein: Auch die Wirksamkeit anderer Hormone hängt von ihrer Aktivität ab. Wenn der Blutspiegel der Schilddrüsenhormone sinkt, verlieren andere Botenstoffe wie Insulin, das für den Zuckerstoffwechsel zuständig ist, oder Adrenalin, das uns zur körperlichen Leistung antreibt, ihre Kraft. Wenn viel T3 und T4 im Blut vorhanden ist – etwa bei einer Schilddrüsenüberfunktion – werden auch andere Hormone stärker aktiviert.

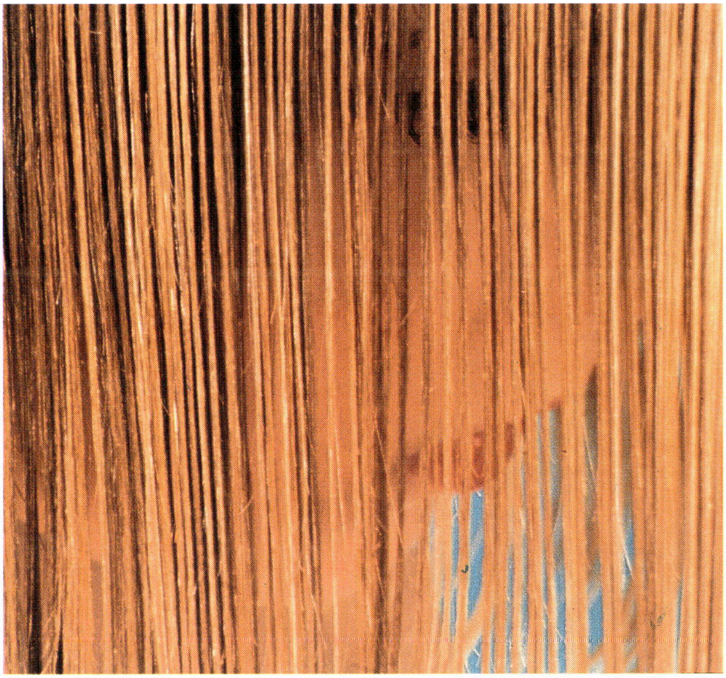

*Gesundes, kräftiges Haar ist nicht nur ein vielbewundertes Schönheitsattribut. Es spiegelt auch tatsächliche organische Gesundheit wieder und ist insbesondere ein Anzeiger für Probleme im Stoffwechsel- und Hormonhaushalt.*

**Die Schilddrüse steuert die Dynamik unseres Lebens, ohne daß man etwas von ihr merkt. Erst wenn sie aus dem Rhythmus kommt, erkennen wir, wie mächtig sie ist und welche zentralen Aufgaben sie im Körper vollbringt.**

## Antrieb für Organe

Die Schilddrüsenhormone sind an fast allen Stoffwechselvorgängen des Körpers beteiligt. Es gibt aber einige Organe, deren Funktionen besonders stark von der Aktivität dieser Minimotoren abhängig sind:

- Haut, Haare und Nägel
- Das Nervensystem
- Die Augen
- Das Herz
- Der Darm
- Die Geschlechtsorgane
- Die Knochen und Muskeln

Die Botenstoffe T3 und T4 sorgen zum Beispiel mit dafür, daß die Haare gesund und glänzend aussehen, die Fingernägel kräftig sind, die Haut Spannkraft besitzt, das Herz im richtigen Rhythmus arbeitet und die Verdauung gut funktioniert.
Ein Ungleichgewicht in der Funktion der Schilddrüse, das zur Abgabe von zuviel oder zuwenig Schilddrüsenhormonen führt, wirkt sich bei den oben genannten Organen meist sehr viel schneller aus als in anderen Körperteilen. Die gestörte Schilddrüse verursacht verschiedenste Störungen. Die Krankheitszeichen, die für den Betroffenen sichtbar oder spürbar werden, sind zunächst meist gering ausgeprägt und oft sehr ungenau.

Über die verschiedenen Krankheiten, die im Zusammenhang mit Schilddrüsenstörungen auftreten können, werden Sie in den nächsten Kapiteln noch ausführliche Informationen erhalten. Zunächst erfahren Sie aber, wie weit verbreitet Probleme mit der Schilddrüse bei uns sind und welche Ursache sich dahinter verbirgt.

# Volkskrankheit Schilddrüsenstörung

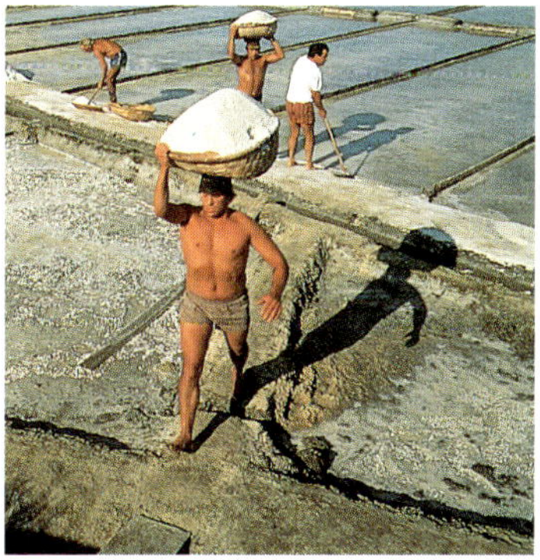

*Meersalz enthält Spuren von Jod. In den Fischen wird es angereichert.*

Der Volksmund sagt: »Das ist doch so überflüssig wie ein Kropf!«. Genau mit dieser Redensart stoßen Sie aber auf ein brandheißes Thema: Krankhafte Veränderungen der Schilddrüse sind in Deutschland sehr weit verbreitet – meistens wissen die Betroffenen sogar nicht einmal, daß sie daran leiden.

## Jodmangel in Deutschland

Über 25 Millionen Menschen leiden in Deutschland an einer krankhaft vergrößerten Schilddrüse, und es werden täglich mehr. Schätzungsweise ist fast jeder Dritte von einer Schilddrüsenfunktionsstörung betroffen – bald wird es schon jeder Zweite sein! Die Ursache: Jodmangel in unserer Nahrung. Wie entsteht dieser Mangelzustand, wird man sich fragen. Wir ernähren uns vielleicht bewußt gesund. Auch andere Substanzen, die wir brauchen, z.B. Vitamine, Mineralstoffe und andere Spurenelemente, sind doch reichlich in den Nahrungsmitteln enthalten.

**25 Millionen Menschen haben in Deutschland eine krankhaft vergrößerte Schilddrüse. Jugendliche sind in der Phase des Wachstums vom Jodmangel in der Nahrung besonders betroffen.**
**Eine Untersuchung zeigte, daß über die Hälfte aller 10- bis 18-jährigen an einem Kropf leidet.**

### Wie kommt das Jod ins Meer?

Lange bevor der Mensch existierte, gehörte Jod zu den vielen chemischen Elementen, die sich auf und in der Erde befanden, wie etwa die Spurenelemente Eisen, Kupfer oder Selen. Seit der Eiszeit aber wurde Jod fast vollständig aus dem Boden herausgewaschen und in die Meere gespült.

Deshalb ist elementares Jod im Gegensatz zu anderen Spurenelementen nur noch in geringen Mengen im Erdreich vorhanden und fehlt deshalb auch meistens in der Nahrungskette. Haben es dann Küstenbewohner leichter als Menschen in gebirgigen Gegenden im Landesinneren, ihren Jodbedarf zu decken?

**Jod fehlt meistens in unserer Nahrung. Die schmelzenden Gletscher der Eiszeit haben vor Jahrmillionen dieses wichtige Spurenelement unwiederbringlich aus dem Boden gewaschen und in die Meere gespült.**

## Sind Küstenbewohner weniger betroffen?

Im Meer ist die Konzentration an Jod vergleichsweise sehr hoch. Und natürlich findet sich auch in den Lebewesen der Meere, in Seefischen, Krebsen und Muscheln, viel von dem wertvollen Spurenelement Jod. Man dachte deshalb, daß in Küstennähe, wo häufiger Seefisch gegessen wird, der Bedarf an Jod viel besser gedeckt wäre als etwa in Hochgebirgsgegenden. Sind jodmangelbedingte Schilddrüsenkrankheiten bei Nordlichtern also seltener als beispielsweise bei Alpenländlern? Schilddrüsenexperten sagen heute, daß diese Vorstellung nicht mehr stimmt. Eine bundesweite Untersuchung aus dem Jahr 1993 ergab, daß Bewohner im Süden nur unwesentlich häufiger von einer Kropferkrankung betroffen waren als Bürger aus Norddeutschland.

## Gefahr – Frauen ohne Jod

Das Risiko für Schilddrüsenerkrankungen ist regional nicht unterschiedlich, wohl aber gibt es eine geschlechtsabhängig verschieden hohe Erkrankungswahrscheinlichkeit. Frauen sind eher gefährdet, mit dem Drüsenorgan Schilddrüse Ärger »auf den Hals« zu bekommen. Statistisch sind Frauen dreimal häufiger betroffen als Männer. Wie kommt das? In Zeiten hormoneller Veränderungen ist der Organismus anfälliger für Störungen. Es kann auch an den Drüsen selbst leichter zu Beschwerden und Veränderungen kommen. Während beim Mann eine massive Hormonumstellung nur in der Pubertät vorkommt, hat die Frau lebenslang sehr viel häufiger mit Veränderungen im Haushalt der Botenstoffe zu kämpfen. Nach der Umstellungsphase von der Kindheit zum Erwachsenenalter treten vor allem während der Schwangerschaft und Stillzeit sowie in den Wechseljahren einschneidende Veränderungen im Hormonhaushalt des Körpers auf. Neben diesen größeren Hormonschwankungen wirken sich bei Frauen dann noch zusätzlich die kleineren, durch den Monatszyklus bedingten Umstellungen auf die Körperfunktionen aus.

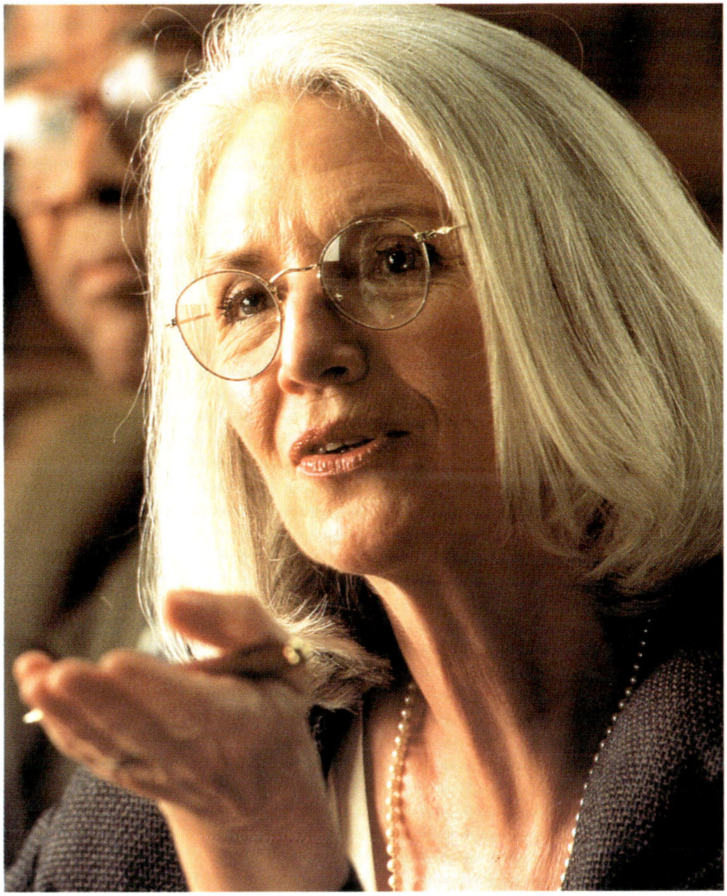

*Um aktiv im Leben zu stehen, müssen wir uns auf unseren Körper verlassen können – und ihm auch das geben, was er braucht. Frauen haben wegen ihrer ausgeprägten hormonellen Veränderungen einen besonderen Bedarf an Jod.*

## Jod für Mutter und Kind

**Die Gefahr einer Kropfbildung besteht besonders in Zeiten hormoneller Umstellungen. Deshalb erkranken Frauen häufiger an der Schilddrüse als Männer.**

Aber nicht nur diese Hormonturbulenzen machen das weibliche Geschlecht für Schilddrüsenprobleme anfälliger. Wenn eine Frau ein Kind erwartet, braucht sie wesentlich mehr von dem Spurenelement Jod. Sie muß mit dem Jodbaustein nicht nur ihre eigene Schilddrüse »füttern«, sondern auch die Schilddrüse ihres Kindes. Dieser Mehrbedarf bleibt über die gesamte Schwangerschaft und Stillzeit erhalten. Da eine ausreichende Jodversorgung mit der Nahrung aber nicht gegeben ist, kann sich bei schwangeren und stillenden Frauen rasch ein Mangel entwickeln. Es können dann Schilddrüsenstörungen auftreten, die sie so schnell nicht mehr losbekommen werden.

## Hunger nach Jod – Jodbedarf

Unser Bedarf an Jod ist in den verschiedenen Lebensphasen und Altersstufen unterschiedlich.

- Kinder benötigen für Wachstum und Entwicklung viel von dem Spurenelement.
- Auch in der Schwangerschaft und Stillzeit sollten genügend große Mengen an Jod vorhanden sein.
- Der Jodbedarf ist außerdem von Umweltbedingungen, die eine Hemmung der Schilddrüsenfunktion bewirken, abhängig. Chemische Verbindungen, die z.B. beim Rauchen entstehen, erhöhen den Jodhunger der Schilddrüse – also Finger weg von Zigaretten!
- Stoffe, die zu einer Hemmung der Schilddrüsenfunktion führen können, finden sich auch in pflanzlichen Lebensmitteln, z.B. in Kohl, Senf, Rettich, Speiserüben, Bambussprossen und Raps. Sie brauchen aber keine Angst zu haben, daß Sie nun auf alle pflanzlichen Lebensmittel verzichten müssen. Es kommt nur dann zu Problemen, wenn Sie sich extrem einseitig ernähren.

## Strategien gegen Jodmangel

Man muß sich damit abfinden, daß der Hormonbaustein Jod kaum mehr in unseren Böden zu finden ist, sondern nur noch in den Meeren. Möglicherweise kann aber das Joddefizit in unserer Nahrung durch zusätzliche Jodgaben ausgeglichen werden. Geht das? – werden Sie fragen. In der Tat ist es leicht, bei der industriellen Herstellung von Nahrungsmitteln und im Haushalt beim Backen und Kochen Jod zuzuführen. Am einfachsten verwendet man jodiertes Speisesalz. In vielen Nachbarländern, der Schweiz, Österreich und den Niederlanden, wurde die Jodmangelfrage zu einem gesundheitspolitischen Thema gemacht. Dort wurden dann auch Gegenmaßnahmen ergriffen und gesetzliche Grundlagen geschaffen, um den Jodmangel wirksam zu bekämpfen:

- In Kantinen darf dort nur jodiertes Speisesalz verwendet werden.
- Jod ist als Lebensmittelzusatz bei der Herstellung von Brot, Käse, Wurst und anderen Nahrungsmitteln vorgeschrieben.
- Dem Viehfutter muß Jod beigegeben werden.

In diesen Ländern gehören durch Jodmangel bedingte Schilddrüsenerkrankungen heute zu den seltenen Krankheiten.

Die Weltgesundheitsorganisation, kurz WHO, hat sich das Ziel gesetzt, »bis zum Jahr 2000 in allen Ländern die Jodmangelkrankheiten als ein Hauptproblem des öffentlichen Gesundheitswesens auszurotten«. Seit dem Jahr 1989 dürfen auch in Deutschland Großküchen, Gaststätten und die Lebensmittelindustrie Jodsalz verwenden – es gibt jedoch keine gesetzlich zwingenden Vorschriften. Gesundheitsexperten schätzen, daß es noch Jahrzehnte dauern wird, bis Kropferkrankungen auch hierzulande deutlich abnehmen.

**Nach dem Willen der Weltgesundheitsbehörde WHO sollen bis zum Jahr 2000 jodmangelbedingte Gesundheitsstörungen kein Thema mehr sein.**

# Wenn der Stoffwechsel entgleist

**Man unterscheidet Krankheiten des Schilddrüsengewebes und Krankheiten der Schilddrüsenfunktion. Gewebeveränderungen verursachen Störungen der Drüsenzellen. Funktionsveränderungen sind Störungen der Hormonproduktion.**

Schilddrüsenkrankheiten einzuordnen ist nicht ganz leicht – es gibt viele Krankheitsursachen, die zu unterschiedlich ernsten Störungen führen können. Zum besseren Überblick und Verständnis unterscheiden Mediziner Krankheiten, die einen direkten Einfluß auf die Organstruktur ausüben und Krankheiten, die mit Störungen der Organfunktion verbunden sind. Die Funktion der Schilddrüse ist betroffen bei Über- oder Unterfunktion oder bei einer Entzündung. Es kann die Struktur der Schilddrüse betroffen sein, ohne daß ihre Funktion darunter leidet, umgekehrt aber auch ihre Funktion betroffen sein, ohne daß man es an ihrer Struktur erkennen könnte. Häufig jedoch wirkt sich eine Krankheit auf beides aus – auf die Struktur des Organs wie auf seine Funktion.

## Kranke Schilddrüse – kranker Mensch

Wenn die Schilddrüse nicht richtig arbeitet, kann auch unser Körper nicht mehr richtig funktionieren. Zu Erkrankungen und Störungen der Schilddrüse kann es unter folgenden Bedingungen kommen:

- Durch den generellen Jodmangel in unseren Lebensmitteln entsteht ein Mangel an dem Spurenelement im Organismus. Ohne Jod können keine Schilddrüsenhormone produziert werden.

- Wenn eine erbliche Veranlagung für Schilddrüsenerkrankungen besteht, sind Störungen gewissermaßen vorprogrammiert.

- Durch Veränderungen im Schilddrüsengewebe, Entzündungen, Verletzungen und Geschwulstbildung kann die Funktion des Organs eingeschränkt sein.

## Fallgeschichten aus der ärztlichen Praxis

### Fall 1

Frau K. nimmt zuwenig Jod mit der Nahrung auf. Ihre Schilddrüse versucht, dagegen anzukämpfen und bildet mehr Drüsenzellen. Das vergrößerte Schilddrüsenorgan arbeitet dann in einer Art Notzustand und versucht durch verstärkte Anstrengung, das wenige vorhandene Jod besonders gut auszunutzen.

Zunächst verändert sich also nur die Organstruktur, wobei mehr Drüsenzellen entstehen. Die Organfunktion ist aber noch nicht gestört, da ja weiterhin Hormone produziert werden – wenn auch unter erschwerten Bedingungen.

Hält der Jodmangel nun an, wird es die Schilddrüse von Frau K. irgendwann nicht mehr schaffen, den regelgerechten Hormonaufbau zu sichern. Die T3- und T4-Hormonspiegel im Blut sinken ab. Funktionsstörungen der Schilddrüse oder ein Kropf treten auf.

### Fall 2

Herr S. stammt aus einer Familie, in der Schilddrüsenerkrankungen häufig sind. Auch er selbst hat bei sich immer wieder Beschwerden bemerkt: Müdigkeit, Verdauungsprobleme, brüchige Nägel und Hautprobleme, die ihn an ein Familienleiden denken ließen.

Beim Arzt konnten zwar geringfügige Abweichungen der Blutwerte festgestellt werden, die Untersuchungen der Schilddrüse waren jedoch unauffällig. Erst nach einem halben Jahr gesellten sich zu den allgemeinen Beschwerden Schmerzen im Kehlkopfbereich mit Druckgefühl, Überwärmung und Schluckbeschwerden hinzu.

Die ärztliche Untersuchung ergab eine Schilddrüsenentzündung, die sich zunächst nur mit allgemeinen körperlichen Funktionsstörungen und erst später mit Problemen an der Schilddrüse selbst bemerkbar gemacht hatte.

Die Schilddrüse versucht, sich Veränderungen anzupassen. Dadurch können wir trotz Mangelzuständen lange beschwerdefrei bleiben – was häufig dazu führt, daß Schilddrüsenprobleme erst spät erkannt werden.

## Jodmangel im Körper

**Der Körper benötigt täglich ungefähr 200 Mikrogramm Jod. Tatsächlich nehmen wir durchschnittlich aber nur 50 bis 70 Mikrogramm Jod auf – d. h., der Bedarf ist bei weitem nicht gedeckt und wir leben mit einem ständigen Jodmangel.**

Für den Aufbau der Schilddrüsenhormone werden ungefähr 200 Mikrogramm – das sind 200 millionstel Gramm – Jod täglich benötigt.
Das Spurenelement kann unserem Körper nur mit der Nahrung zugeführt werden. Der menschliche Organismus kann Jod nicht selbst produzieren.
Da jedoch in unseren Ackerböden das Jod so gut wie nicht mehr vorkommt, werden wir durch die Nahrung bei gewöhnlicher Kost nur zu einem Drittel oder höchstens knapp zur Hälfte mit lebenswichtigem Jod versorgt. Die Schilddrüse bekommt von diesem wichtigen Hormonbaustein also viel zu wenig und kann deshalb die Botenstoffe T3 und T4 nicht in ausreichender Menge herstellen. Diese fehlen dem Organismus dann als Stoffwechselregulatoren. In den verschiedenen Funktionszentralen, im Energie- und Temperaturhaushalt, beim Eiweiß-, Kohlenhydrat- und Fettstoffwechsel treten folglich Störungen auf.

## Krankheit als Erbe

Für viele Krankheiten sind wir durch eine erbliche Vorbelastung besser gesagt durch genetische Veranlagung besonders anfällig. Auch Schilddrüsenerkrankungen sind keine Ausnahme.
Aus Gründen, die die Wissenschaftler erst noch erforschen müssen, sind im Erbgut mancher Menschen Störfaktoren für bestimmte Organfunktionen einprogrammiert. Im Falle der Schilddrüse bewirken diese Programmfehler im Erbgut, daß wir beispielsweise am Kropf oder einer Über- bzw. Unterfunktion der Schilddrüse erkranken.
Durch ungünstige Erbanlagen können ganze Familien von Schilddrüsenproblemen betroffen sein. Aber ob das problematische Erbmaterial in Erscheinung tritt, ist nicht mit

Sicherheit vorauszusagen. Manchmal wird bei der Weitergabe solcher Störungsgene eine Generation übersprungen: Der Kropf der Großmutter findet sich dann erst bei der Enkelin wieder. Sehr oft werden Krankheiten der Schilddrüse aber auch direkt von den Eltern an die Kinder weitervererbt.

## Was tun, wenn bei Verwandten Schilddrüsenprobleme aufgetreten sind?

Wenn einige Ihrer Angehörigen mit Schilddrüsenkrankheiten belastet sind, brauchen Sie deshalb noch keine Angst davor zu haben, daß Sie selbst unausweichlich dieses Schicksal erleiden werden. Denn ob Sie auch die Neigung zu Schilddrüsenproblemen geerbt haben, ist deswegen noch nicht gewiß.

Sie sollten aber besonders aufmerksam sein, wenn sich bei Ihnen Beschwerden zeigen, die mit der Schilddrüse in Zusammenhang stehen könnten (Anhaltspunkte hierzu gibt Ihnen die Checkliste zur Fahndung nach Schilddrüsenkrankheiten auf Seite 65).

Auch können Sie, wenn Sie den Verdacht haben, daß bei Ihnen eine erbliche Belastung mit Schilddrüsenproblemen besteht, vorsorglich Untersuchungen der Schilddrüsenfunktion durchführen lassen.

**Die erbliche Veranlagung spielt bei Schilddrüsenerkrankungen eine große Rolle.**

## Veränderung im Drüsengewebe

Gewebeveränderungen an Organen können auf vielfältige Weise entstehen.

Infektionen mit Bakterien oder Viren, die beispielsweise eine Leberentzündung (Hepatitis), Nierenentzündung (Nephritis) oder Lungenentzündung (Pneumonie) verursachen, kennt jeder. Selbstverständlich gibt es auch die Entzündung der Schilddrüse. Sie wird von den Medizinern *Thyreoiditis* genannt.

## Was geschieht bei einer Schilddrüsenentzündung?

**Manche Schilddrüsenerkrankungen machen erst spät durch Beschwerden auf sich aufmerksam. Gerade dort kann frühes Erkennen oft größeren Schaden verhindern.**

Bakterien und Viren oder auch Immunstoffe, die der Körper gegen sich selbst richtet (die sogenannten Autoantikörper) verursachen akute oder chronisch verlaufende Entzündungserscheinungen. In jedem Fall bewirkt der Entzündungsprozeß eine Veränderung an den Zellen des Schilddrüsengewebes. Die Schilddrüse kann dann nicht mehr richtig funktionieren.

Eine Schilddrüsenentzündung, die durch Bakterien oder Viren hervorgerufen wird, macht sich durch Fieber und Schmerzen bemerkbar. Sie ist in der Regel völlig ausheilbar, und die Schilddrüse kann, wenn die Entzündung richtig behandelt wird, wieder ganz normal arbeiten. Damit die Entzündung ausheilen kann, ist die Behandlung mit Medikamenten erforderlich. Daneben kommt aber häufig auch eine Entzündung der Schilddrüse vor, die durch gegen das eigene Organ gerichtete Antikörper hervorgerufen wird. Sie kann das Organ schon lange Zeit beeinträchtigen, ohne daß Beschwerden auftreten.

## Tumoren

Ähnliche Effekte wie bei der Schilddrüsenentzündung werden auch von Geschwulstbildungen (Tumoren) hervorgerufen. Es kommen eine ganze Reihe von Geschwülsten vor, gutartige und bösartige. Ihre ernsteste Variante ist der Schilddrüsenkrebs.

## Verletzungen

Verletzungen an der Schilddrüse, die mit Blutungen oder Narben verbunden sind, kommen selten vor. Auch bei ihnen treten ähnliche Krankheitszeichen auf wie bei der Schilddrüsenentzündung.

# Die kranke Schilddrüse

*Jodkristalle unter dem Mikroskop.*

Deutlichstes Zeichen einer kranken Schilddrüse ist der Kropf. Aber auch ohne dicken Hals kann die Schilddrüse krank sein, wenn zuviel oder zuwenig Botenstoffe produziert werden. Wesentlich schwerwiegender sind Krebserkrankungen der Schilddrüse, die Basedow-Krankheit oder eine unkontrolliert arbeitende Schilddrüse. Es ist deshalb besonders wichtig, daß man im Verdachtsfall oder bei länger bestehenden unklaren allgemeinen Beschwerden die Funktion des Schilddrüsenorgans von einem Arzt prüfen läßt.

## Der Kropf

Der Kropf, in der medizinischen Fachsprache auch *Struma* genannt, ist zweifellos die häufigste Schilddrüsenerkrankung überhaupt. Heute weiß man, daß nicht nur Alpenbauern, die in der Volkskunst häufig mit Lederhose, Gamsbarthut und einem dicken Hals dargestellt werden, betroffen sind. Der Kropf ist schon lange nicht mehr nur das Markenzeichen des Tirolers, Berners, Bayern oder Allgäuers.

Heute unterscheiden sich die Ernährungsgewohnheiten der Norddeutschen kaum noch von denen der Süddeutschen, Österreicher oder Schweizer. Das Lebensmittelangebot in den Geschäften ist sehr ähnlich. Da braucht es nicht zu verwundern, wenn auch die Schilddrüsenprobleme ziemlich gleich verteilt sind:

Die Bevölkerung in Nord und Süd leidet gleichermaßen häufig am Kropf – mindestens jeder Dritte!

**Durch die Erkenntnisse über die Funktion der Schilddrüse ist der Zusammenhang zwischen Kropf und Jodmangel klar geworden.**

## Schrei nach Jod

Der Kropf ist fast immer Ausdruck eines Jodmangels im Körper. Nur sehr selten sind es andere Ursachen, die eine Struma hervorrufen. Durch das Fehlen des Spurenelements Jod wird die Schilddrüse zur Gewebevermehrung gezwungen, sie schreit sozusagen um Hilfe. Durch die Organvergrößerung sollen mehr Drüsenzellen als »Hormonfabriken« bereitgestellt werden, um in jedem Fall den Bedarf der lebenswichtigen Botenstoffe T3 und T4 zu sichern. In der Regel wächst ein Kropf sehr langsam. Über Jahre, manchmal Jahrzehnte schreitet die Vergrößerung der Schilddrüse allmählich fort. Wie lange dieser Krankheitsprozeß andauert und wann ein Endpunkt erreicht ist, ist von Mensch zu Mensch verschieden.

## Wenn der Hemdkragen zu eng wird

**Durch gezielte Gesundheitsaufklärung und geeignete Maßnahmen des Jodersatzes in der Nahrung könnte der Kropf wirksam verhindert werden.**

Die Stoffwechsellage des Körpers kann lange Zeit stabil bleiben, und Betroffene merken nichts von dem Krankheitsgeschehen am Hals – es sei denn, der Hemdkragen spannt! Die Schilddrüse ist jedoch eine Weltmeisterin des Ausgleichs. Häufig schafft sie es, die T3- und T4-Hormonspiegel im Blut im Gleichgewicht zu halten. Die Regelkreise des Körpers bleiben dann funktionsfähig. Der ganze Organismus scheint in Ordnung zu sein. Es ist ein wahrhaftes Wunder, wie es die Schilddrüse dann unter Aufbietung all ihrer Kräfte ermöglicht, daß der Körper noch ohne Beschwerden und sichtbare Krankheitszeichen weiterleben kann. Dieser Zustand trügerischer Ruhe kann sich aber schnell in ein Chaos verwandeln. Wenn die Ausgleichsfähigkeit des Drüsenorgans endgültig erschöpft ist, bricht das sensible Gefüge der Steuervorgänge zusammen. Zahlreiche Beschwerden einer Schilddrüsenunterfunktion können dann den Betroffenen plagen.

## Wie kommt es zum Kropf?

**Die Ursachen sind Jodmangel in der Nahrung oder Störungen der Jodverwertung im Schilddrüsenorgan.**

- **Die Schilddrüse versucht, durch Ausweitung ihrer Kapazität die Hormonproduktion zu gewährleisten. Sie vergrößert sich in unterschiedlichem Umfang, je nach dem, wie groß der Jodmangel ist.**
- **Die Fähigkeit der Jodverwertung in den Drüsenzellen des Organs ist von Mensch zu Mensch verschieden. Deshalb kann es unterschiedlich lange dauern, bis eine Schilddrüsenerkrankung daraus entstanden ist.**

## Drüse außer Kontrolle

Paradoxerweise kann aber auch genau das Gegenteil eintreten, nämlich, daß ein Schilddrüsenkranker nun alle Zeichen der Überfunktion entwickelt. In dem Kropfgewebe bilden sich Gewebebezirke, die sich verselbständigen und unkontrolliert (autonom) arbeiten. In diesen Gewebeinseln werden dann völlig unkoordiniert und unabhängig von den Bedürfnissen des Organismus Hormone produziert. Ein großes Durcheinander entsteht, und die Patienten kommen buchstäblich ins Schwitzen oder das Herz läuft Amok.

**Ein Kropf ist niemals nur ein Schönheitsfehler, sondern immer Zeichen einer Erkrankung, die auch sehr ernst sein kann.**

## Vom Knoten zum Krebs

Nicht nur an den gestörten Stoffwechselfunktionen, sondern auch an der Schilddrüse selbst läßt sich oft erkennen, daß nun offener Krieg herrscht: Selten ist ein Kropf gleichmäßig, denn das Drüsengewebe entwickelt sich völlig anders als bei einem gesunden Organ. Häufig entstehen Knoten – die Mediziner sprechen dann von einer *Knotenstruma*. Das Drüsengewebe ist von Zysten und Verkalkungen durchsetzt.

**Mit Vorbeugung und rechtzeitiger Behandlung können Sie der Entwicklung von bösartigem Gewebe begegnen.**

Wenn dann immer noch nichts unternommen wird, um der Krankheit Einhalt zu gebieten, können die Veränderungen sogar bösartig werden – im schlimmsten Fall kommt es dann zu einer Krebserkrankung.

Ist der Kropf sehr groß und weit fortgeschritten, hilft fast nur noch das Messer des Chirurgen. Jährlich werden in Deutschland 90 000 Schilddrüsenoperationen durchgeführt, ein großer Teil geht auf das Konto von Kropfkrankheiten. Die ausreichende Jodversorgung vor allem in der Ernährung kann dies verhindern.

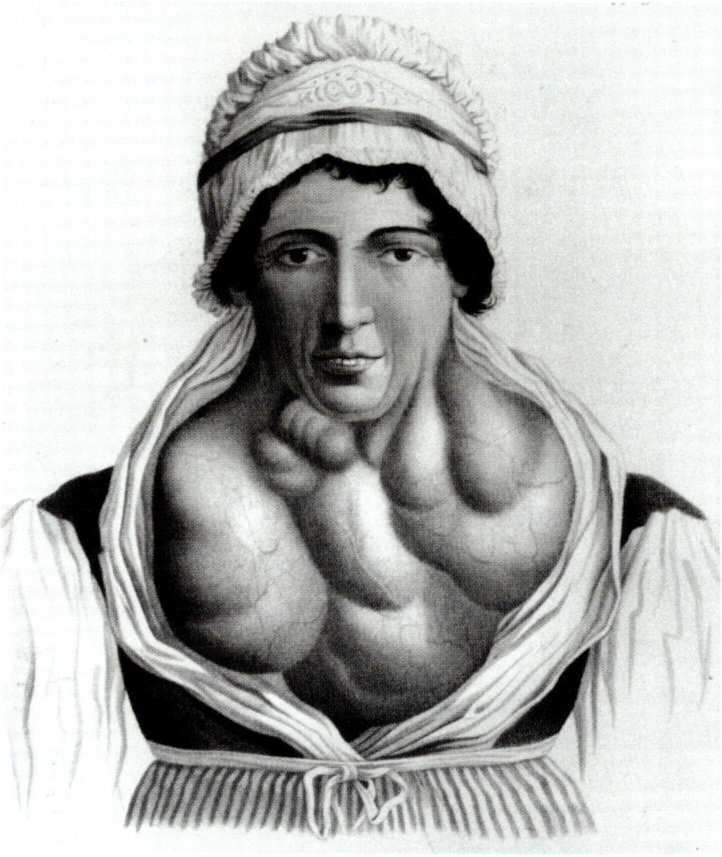

*Früher war ein monströser Kropf eine medizinische Kuriosität. Heute wäre seine Ursache, der Jodmangel, mit Medikamenten behandelbar. – Zeichnung aus einem medizinischen Lehrbuch von 1817.*

# Die Schilddrüsenüberfunktion

Wenn zuviele Hormone T3 und T4 im Umlauf sind, kommt es zur Schilddrüsenüberfunktion. Da die beiden Hormone großen Einfluß auf den Energiehaushalt unseres Körpers haben und durch Aktivierung des Stoffwechsels das Ausmaß unserer Leistungsfähigkeit bestimmen, kommt es bei einem Hormonüberschuß zur völligen Übersteuerung der Organsysteme.
Es ist, als ob Motoren in uns die ganze Zeit mit maximaler Drehzahl und Energie laufen müßten – es ist, als ob eine Heizung ständig auf volle Leistung gestellt ist und das ganze System zu überhitzen droht. Unser Organismus ist für diese Dauerhöchstbelastung nicht geschaffen. Da ist die Gefahr groß, daß irgendwo ein Teil des Systems zusammenbricht.

Eine Schilddrüsenüberfunktion – die **Hyper**thyreose – kann im Prinzip in Verbindung mit allen Schilddrüsenerkrankungen vorkommen:

- Mit einem Kropf
- Mit einer Entzündung
- Mit einer Geschwulst
- Auch die falsche Dosierung ärztlich verordneter Schilddrüsenhormon-Tabletten kann zu den Zeichen einer Schilddrüsenüberfunktion führen.

Besonders häufig tritt die Überfunktion aber im Zusammenhang mit zwei Erkrankungen auf:

- Mit der sogenannten Schilddrüsenautonomie, die sich bei einem Knotenkropf entwickeln kann
- Mit der Basedow-Erkrankung – einer Störung, die den Körper dazu bringt, selbst schilddrüsenaktive Stoffe zu produzieren.

**Jährlich werden in Deutschland mehr als 90 000 Schilddrüsenoperationen durchgeführt! Es ist die vierthäufigste Operation überhaupt. Acht von zehn Schilddrüsenoperationen könnten vermieden werden, gäbe es eine ausreichende Jodversorgung der Bevölkerung.**

**Je länger ein Jodmangel unbehandelt bleibt und der Kropf weiter wächst, desto größer ist die Gefahr für eine Schilddrüsenautonomie.**

# Die autonome Schilddrüse

Eine sogenannte Autonomie entsteht dann in der Schilddrüse, wenn bestimmte Gewebebezirke ein Eigenleben entwickeln, sich aus dem gesamten Kontrollsystem verabschieden und ohne Plan und Ziel nach eigenem Belieben unkontrolliert arbeiten. Die Befehle und Aufträge des Kontrollsystems mit der Hirnanhangsdrüse als Kommandozentrale, der Schilddrüse als Befehlsempfänger und Produktionsstätte sowie den Hormonen T3 und T4 im Blut als Stoffwechselverwalter werden dann einfach ignoriert.

Die »Autonomen« unter den Schilddrüsenzellen sind also eigentlich Anarchistenzellen, denen es nicht daran gelegen ist, das Gesamtsystem funktionstüchtig zu erhalten. Ihr Kontakt zur Kommandozentrale ist abgebrochen. Sie haben keine Orientierung mehr, welche Hormone der Organismus gerade braucht. Sie produzieren einfach ungeregelt, was sie können. Ihr Eifer hat fatale Folgen, denn sie produzieren am Bedarf vorbei. Sie belasten den Körper mit falschen und chaotischen Signalen. Da sie an der entscheidenden Steuerposition sitzen, können sie die Funktionstüchtigkeit des gesamten Organismus zu Fall bringen.

## Ursachen der Schilddrüsenüberfunktion

**Wie die Schilddrüsenfunktion entgleist und eine Hyperthyreose entsteht**

| Autonome Schilddrüse | Basedow-Krankheit |
|---|---|
| • Einzelner heißer Knoten oder autonomes Adenom<br>• Mehrere Knoten oder multifokale Autonomie<br>• Viele einzelne Herde oder diffuse Autonomie | • Autoantikörper (Immunstoffe, die der Körper gegen sich selbst richtet) in der Schilddrüse, die starke Hormonproduktion und Augenstörungen verursachen |

## Heiße und kalte Knoten

Autonome Areale entstehen in Schilddrüsengewebe, das durch Jodmangel zu vermehrtem Wachstum angeregt wird. Wenn nur eine »Insel der Unabhängigkeit« vorliegt, spricht man auch von einem *Autonomen Adenom* – oft auch als heißer Knoten bezeichnet. Heiß bedeutet, daß diese Zellinseln Hormone ohne die Kontrolle von oben aufbauen.
Im Gegensatz dazu sind kalte Knoten nicht aktiv – sie produzieren keine Hormone, sondern bestehen aus vermehrtem, nicht aktivem Schilddrüsengewebe. Wie in einer Fabrik, wo die Arbeit niedergelegt wurde, haben diese kalten Gewebebezirke jegliche Hormonproduktion eingestellt. In einer krankhaft veränderten Schilddrüse können kalte und heiße Knoten durchaus gleichzeitig nebeneinander auftreten.

**Im kropfkranken Schilddrüsengewebe können verschiedene Areale entstehen.
In den kalten Knoten sind die Drüsenfunktionen stillgelegt.
In den heißen Knoten werden übermäßig und unkontrolliert Hormone produziert.**

## Mehrere Knoten und diffuse Knoten

Eine Schilddrüsenautonomie muß nicht nur auf einen einzelnen heißen Knoten beschränkt sein. Es können auch mehrere Herde entstehen, wobei dann die Ärzte von *multifokaler Autonomie* sprechen. Sollten sich die autonomen Bezirke über die ganze Schilddrüse verteilen, nennt man das in der Fachsprache *diffuse Autonomie*.

## Anarchistische Autonomie – Kampf um Jod

Die autonomen Schilddrüsenzellen wollen immer die (sowieso meist unzureichende) Menge an Jod im Körper an sich reißen und nur für ihre eigene Produktion verbrauchen. Da aber fast immer Jodspurenelemente knapp sind, können auch sie nicht richtig losschlagen, sondern müssen auf Sparflamme kochen. Eine Überfunktion, d.h., eine Überschwemmung des Körpers mit den Hormonen T3 und T4 tritt dann

meist noch nicht auf – die Krankheit schwelt sozusagen im Untergrund weiter.
Wenn aber eine größere Lieferung des wertvollen Rohstoffes Jod im Organismus ankommt, dann geht die Zeitbome hoch: Anarchistisch unkontrollierte autonome Zellen sind nun nicht mehr zu bremsen und produzieren hemmungslos und mit großem Tempo Schilddrüsenhormone und schütten sie ins Blut aus. Der Stoffwechsel des ganzen Körpers ist überhaupt nicht auf den Ansturm der Botenstoffe eingestellt. Ein Chaos entsteht, die Regulationsmechanismen der Körperfunktionen geraten außer Kontrolle, und Betroffene werden von den zahlreichen Zeichen der Überfunktion geplagt – das Herz beginnt zu rasen, Schweiß bricht aus, und eine unbekannte, beängstigende Unruhe überfällt uns.

## Jod als Detektiv

**Die gesunde Schilddrüse balanciert den Jodhaushalt und die Hormonproduktion aus. Störungen dieser Steuerung wirken sich fatal aus.**

Jod kann im Zusammenhang mit einer versteckten Autonomie der Schilddrüse als Mittel der Krankheitserkennung benutzt werden. Das Spurenelement nimmt die Tarnkappe von der Schilddrüse: Wenn plötzlich Jod in großer Menge zur Verfügung steht, wird die gefährliche Aktivität der autonomen Zellen offenkundig, die im Verborgenen stattfindet, solange die knappe Jodmenge die Auswüchse der Überproduktion begrenzt.
Die ersten Attacken einer Schilddrüsenüberfunktion können durch die Einnahme von Jod ausgelöst werden. Dann sieht es so aus, als sei das Jod schuld an den auftretenden Störungen. Doch das Jod deckt nur auf, welche Gefahr da seit längerem schlummert, und die Krankheit dringt durch die auftretenden Beschwerden erstmals ins Bewußtsein des Betroffenen vor.
Für viele Patienten ist dies der Zeitpunkt, wo sie zum erstenmal zu einem Arzt gehen, um die Ursachen dieses beunruhigenden Zustandes herauszufinden.

# Die Basedow-Krankheit

Die Basedow-Krankheit ist eine besondere Form der Schilddrüsenerkrankung. Sie ist eng verbunden mit den Funktionen unseres Abwehr- bzw. Immunsystems.
Das Immunsystem hat die Aufgabe, unseren Körper vor allem Fremden, Schädlichen, Gefährlichen zu schützen. Dabei muß sich seine Kraft natürlich besonders gegen die Dinge richten, die von außen auf den Organismus schädigend einwirken. Täglich werden wir von Millionen und Abermillionen solcher Angreifer aus der Umwelt bombardiert.

**Antikörper des Immunsystems haben eigentlich die Aufgabe, von außen in den Körper eindringende Gefahren abzuwehren.**

## Schutz durch Abwehr

Gäbe es das Abwehrsystem nicht, würde der Körper bald von all diesen Erregern und Stoffen so überschwemmt werden, daß wir sterben würden. Da aber der Körper ein schützendes und perfekt funktionierendes Abwehrsystem besitzt, überleben wir. Die Truppen unseres Immunsystems setzen sich aus Lymphozyten, Mastzellen, Freßzellen, Antikörpern und vielen anderen Helfern zusammen. Den Antikörpern kommt bei der Abwehr eine besondere Aufgabe zu: Diese Eiweißmoleküle spüren fremde Stoffe auf und kennzeichnen sie, damit die Kollegen von anderen Einsatzzentralen des Immunsystems sie erkennen und vernichten können. Die Antikörper werden in den Lymphozyten gebildet und besitzen ein Gedächtnis: Nach einem Erstkontakt mit einem fremden Eindringling merken sie sich dessen Beschaffenheit und erkennen ihn beim nächsten Mal sofort wieder.

### Drei Erkennungszeichen der Basedow-Krankheit

- **Normal große oder gleichmäßig vergrößerte Schilddrüse**
- **Schneller Puls**
- **Aus den Augenhöhlen hervortretende Augen**

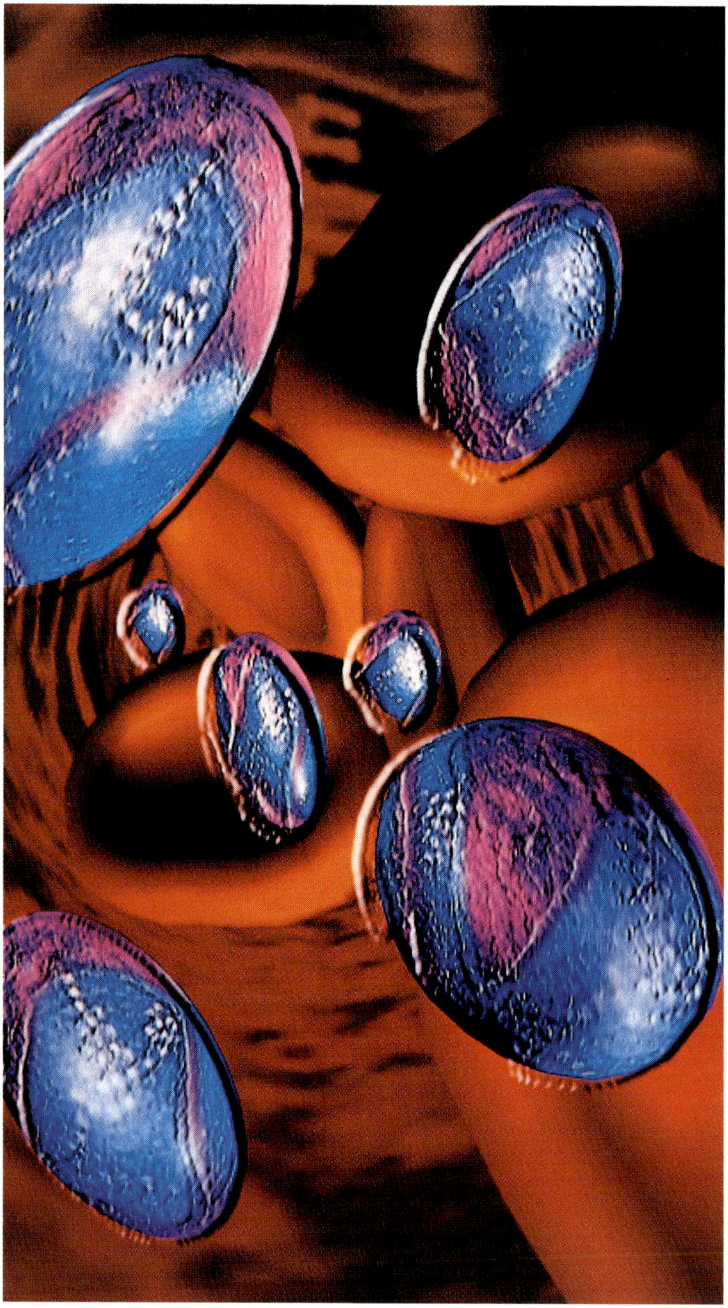

*Abwehrzellen (Lymphozyten) bei einer Immunerkrankung; im Inneren einer Arterie zusammen mit roten Blutkörperchen (Computergrafik).*

## Aggressive Selbstzerstörung

Es gibt Störungen des Immunsystems, bei denen die Lymphozyten Antikörper produzieren, die das eigene Körpergewebe als fremd erkennen und es angreifen – und zwar so, als ob Soldaten ihre eigene Truppe als vermeintlichen Feind betrachten und das Feuer gegen sie eröffnen. Diesen Abwehrirrtum nennen die Wissenschaftler *Autoimmunkrankheit* und die Verursacher der Selbstzerstörung *Autoantikörper*. Die Ursachen dieser Vorgänge sind weitgehend unbekannt.

## Überfunktion bei Basedow

Die Basedow-Erkrankung ist eine solche Autoimmunkrankheit. Sie hat ihren Namen von dem Merseburger Arzt Karl Adolf von Basedow (1799 bis 1884) erhalten. Das Abwehrsystem bildet eine besondere Form von Autoantikörpern: Im Gegensatz zu anderen Autoimmunprozessen wird durch Basedow-Antikörper Gewebe nicht zerstört, sondern aktiviert. Das Schilddrüsengewebe wird durch diese Eigenbrötler angeregt und zu außerordentlichen Aktivitäten verführt. Antikörper wandern zu den Empfangszentralen der Schilddrüsenzellen, den Rezeptoren, und geben sich dort als ein Steuerhormon aus der Hirnanhangsdrüse aus. Die Schilddrüse läßt sich auf den betrügerischen Gast ein und beginnt, unter seiner Anleitung die Hormone T3 und T4 zu produzieren. Da ein falscher Chef nun die Führung übernommen hat, kann die Hirnanhangsdrüse nichts mehr tun, um die Stoffwechselfunktionen zu regeln. Die Schilddrüsenhormone werden unkontrolliert ins Blut abgegeben und verursachen so eine Überfunktion. Die Folgen sind die typischen Zeichen der Hyperthyreose: Jede Zelle muß vermehrt arbeiten, die Stoffwechselabläufe sind stark beschleunigt. Die Patienten werden nervös, hektisch, leiden unter Schlaflosigkeit und Herzrasen und magern ab.

**Die Basedow-Krankheit ist eine genetisch bedingte Störung im Immunsystem. Es werden Antikörper gebildet, die den Hormonhaushalt der Schilddrüse durcheinanderbringen.**

## Entzündung und Froschauge

Bei der Basedow-Hyperthyreose bleibt das Schilddrüsengewebe gleichmäßig verteilt und verändert sich nicht knotig wie bei der Schilddrüsenautonomie. Das Drüsenorgan kann sogar äußerlich vollkommen unauffällig sein. Selbst kleine Schilddrüsen können große Mengen Hormone bilden, da die Produktion stark beschleunigt wird und um ein Vielfaches schneller abläuft als im Normalfall. Neben der Überfunktion sind Augenveränderungen charakteristisch für die Basedow-Krankheit. Die Augen treten aus den Höhlen hervor, so daß sie wie Froschaugen aussehen können. Ursache dafür ist eine Entzündung der Bindehäute und Schleimhäute. Im Inneren der Augenhöhle schwillt das entzündete Gewebe an und drückt die Augäpfel ein Stück weit aus aus ihrer Schutzhöhle heraus. Oft ist dieser sogenannte *Exophthalmus* der erste Hinweis auf die Erkrankung.

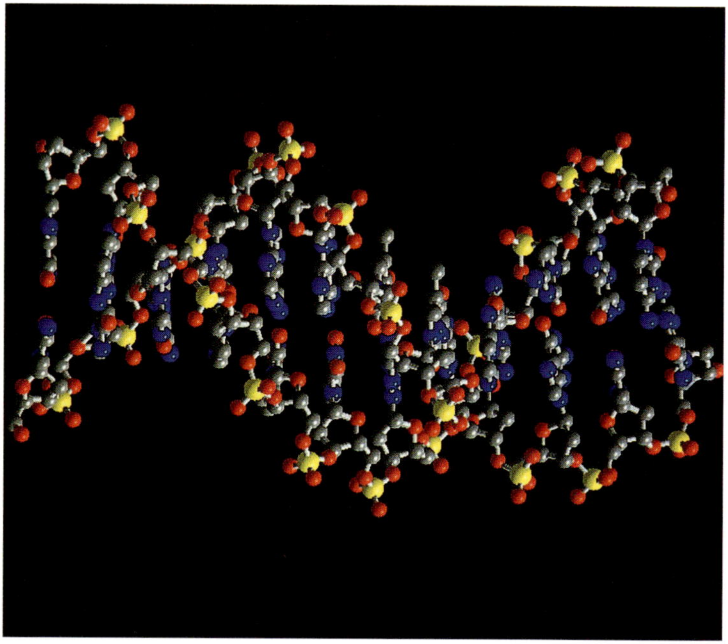

*Die Erbinformation eines jeden Lebewesens ist in einer DNA (Desoxyribonukleinsäure; DNS) gespeichert. Nur eineiige Zwillinge haben genau die gleichen Erbinformationen, ansonsten hat jedes Individuum seine einmalige Kombination aus den von den Eltern vererbten Merkmalen. Gemeinsam ist aber bei allen Lebewesen der Aufbau der DNA in Form einer Doppelspirale (Doppelhelix).*

## Basedow – ein Erbleiden

Die Basedow-Krankheit ist ein Erbleiden. Diese Abwehrstörung durch Schilddrüsenautoantikörper ist irgendwo in defekten Genen vorprogrammiert und kann jederzeit während des Lebens auftreten.

Nach der Statistik tragen Angehörige von Basedow-Patienten ein viermal so großes Risiko, selbst an dem Leiden zu erkranken.

Und wie der Kropf hat auch diese Autoimmunkrankheit eine Schwäche für die Weiblichkeit: Frauen sind etwa siebenmal häufiger betroffen als Männer.

Während man das Kropfwachstum und die daraus möglicherweise entstehende Überfunktion durch eine ausreichende Jodeinnahme verhindern kann, ist man der Basedow-Krankheit mehr oder weniger hilflos ausgeliefert. Man kann auch nicht viel tun, um einen Ausbruch zu verhindern. Es gibt jedoch einige Risikofaktoren, die das Auftreten der Krankheit begünstigen: Dazu gehören beispielsweise Streß, seelische Konflikte und Rauchen. Das individuelle Risiko für eine Basedow-Krankheit kann man jedoch heute noch nicht sicher bestimmen.

### Richtiges Verhalten bei einer Basedow-Krankheit

- Vermeiden Sie anregende Stoffe wie Kaffee oder Cola, trinken Sie Alkohol nur in geringen Mengen.
- Verzichten Sie auf das Rauchen.
- Nehmen Sie keine aufputschenden Medikamente.
- Meiden Sie jodhaltige Nahrungsmittel wie z.B. Seefisch oder jodiertes Speisesalz.
- Schränken Sie Sonnenbaden und sportliche Aktivitäten ein, um die Schilddrüse nicht noch zusätzlich anzuheizen.

**Das Erkrankungsrisiko bei Veranlagungen im Erbmaterial kann man nicht ausschließen, daran wird auch die Gentechnik auf absehbare Zeit nichts ändern.**

# Die Schilddrüsenunterfunktion

**Bei der Schilddrüsenunterfunktion können ganz unterschiedliche Krankheitszeichen auftreten, je nachdem, wie ausgeprägt der Mangel an Schilddrüsenhormonen ist.**

Bei der Schilddrüsenunterfunktion werden zu wenig T3- und T4-Botenstoffe gebildet und ins Blut abgegeben. Alle Stoffwechselvorgänge, die von diesen beiden Aktivbausteinen angeregt werden, sind dann gedrosselt. Alle hormongesteuerten Vorgänge im Körper laufen stark verlangsamt ab oder geraten gar völlig ins Stocken. Die Betroffenen sind antriebsarm und in ihrer Leistungsfähigkeit stark eingeschränkt.

Eine Schilddrüsenunterfunktion – die **Hypo**thyreose – kann angeboren sein oder während des Lebens erworben werden. Wie die Schilddrüsenüberfunktion ist auch die Schilddrüsenunterfunktion kein eigenständiges Leiden, sondern immer der Folgezustand einer anderen Krankheit oder Störung.

Eine Hypothyreose kann beispielsweise durch eine Entzündung oder durch einen Tumor verursacht werden oder als Folge einer Operation oder Strahlenbehandlung auftreten. Ist die Hypothyreose angeboren, so sind entweder genetische Störungen oder ein starker Jodmangel am Organversagen schuld.

## Schilddrüsenunterfunktion

**Wenn die Schilddrüsenfunktion schwächer wird und eine Hypothyreose entsteht.**

| Angeborene Hypothyreose | Erworbene Hypothyreose |
|---|---|
| • Extremer Jodmangel<br>• Störung der Organanlage im Mutterleib (Schilddrüse nicht oder zu klein angelegt)<br>• Genetisch bedingte Störung der Hormonproduktion | • Primäre bzw. sekundä Schilddrüsenunterfunktion<br>• Schwerer Jodmangelkropf<br>• Entzündungen<br>• Alter<br>• Funktionsstörungen |

## Von Geburt an drüsenschwach

Eines von 4000 Kindern kommt jährlich mit einer Schilddrüsenunterfunktion zur Welt. Dafür sind drei Gründe verantwortlich:

- Durch eine Störung der Organanlage und Organentwicklung ist die Schilddrüse mißgebildet, oder sie fehlt ganz.
- Durch einen erblich bedingten Enzymdefekt werden keine funktionsfähigen Schilddrüsenhormone gebildet.
- Es besteht während der Schwangerschaft ein extremer Jodmangel.

## Jodversorgung in der Schwangerschaft

Die Schilddrüsenhormone T3 und T4 sind für die kindliche Entwicklung schon von der frühen Phase der Schwangerschaft an sehr wichtig. Bereits ab der zwölften Schwangerschaftswoche beginnt die kindliche Schilddrüse unter Verwendung von Jod aus dem mütterlichen Blut, eigene Hormone zu bilden. Diese steuern dann die zahlreichen Stoffwechselvorgänge im Organismus des zukünftigen Erdenbürgers und sind auch für die Entwicklung der Knochen und des Nervensystems verantwortlich.

**Im Kindesalter ist eine Schilddrüsenunterfunktion sehr gefährlich, da das körperliche Wachstum und der geistige Reifungsprozeß zurückbleiben können.**

Besteht eine Störung in diesen Abläufen und kommt die Schilddrüsenhormonproduktion beim Ungeborenen nicht richtig in Gang, kann es in seiner körperlichen und geistigen Entwicklung zurückbleiben und auch nach der Geburt noch unter Folgeschäden leiden. Bei Kindern mit einer Schilddrüsenunterfunktion reifen oft das knöcherne Skelett und das Gehirn verzögert heran. Die Kinder sind dann trinkfaul, neigen zu Verstopfung und haben eine blasse, trockene Haut. Häufig beobachtet man auch eine Gelbsucht und einen Nabelbruch.

*Ob unser Baby auch gesund ist? Diese bange Frage begegnet allen Eltern, wenn sie sich schon vor der Geburt mit der Zukunft des Kindes beschäftigen und sich den neuen Erdenbürger vorstellen.*

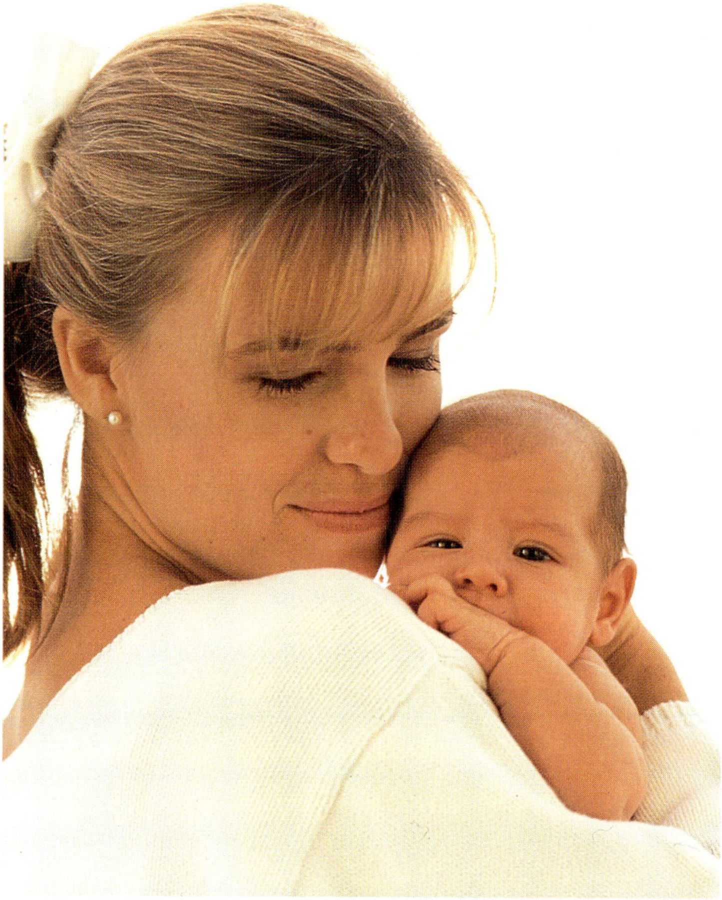

## Neugeborene ohne Jod

Bei extremen Jodmangelzuständen während der Schwangerschaft oder den erwähnten Schilddrüsenstörungen beim Baby ist die Entwicklung im Mutterleib besonders stark beeinträchtigt. Wird der Hormonmangel nicht sofort nach der Geburt erkannt und behandelt, kommt es meist zu schweren geistigen Behinderungen. Die Verbindung von Zwergwuchs und geistiger Zurückgebliebenheit sowie vielfältigen anderen

Störungen nennt man *Kretinismus*. Da die Folgen der ausgeprägten Schilddrüsenunterfunktion beim Kind verheerend sind, wird im Rahmen einer Routineuntersuchung heute bei jedem Neugeborenen nach einer Unterfunktion der Schilddrüse gefahndet.

## Erwachsene ohne Energie

### Jodmangelkropf

Man sollte meinen, daß im Erwachsenenalter eine Unterfunktion der Schilddrüse am häufigsten mit Jodmangel und dem Kropf verbunden ist. Tatsächlich schafft es die Schilddrüse aber meistens sehr gut, durch die Erweiterung ihrer Produktionsstätten die Hormonversorgung des Körpers zu erhalten. Beim Jodmangelkropf tritt die Schilddrüsenunterfunktion oft gar nicht vordergründig in Erscheinung – erst beim völligen Zusammenbruch kommt es dann zu vielfältigen Beschwerden.

**Durch die routinemäßige Blutuntersuchung beim Neugeborenen kann heute die angeborene Schilddrüsenunterfunktion erkannt werden.**

### Entzündung

Im späteren Lebensalter tritt eine Schilddrüsenunterfunktion häufiger in Zusammenhang mit Entzündungen auf – also mit Gewebeveränderungen in der Schilddrüse, die einen geregelten Hormonaufbau verhindern. Eine besondere Entzündungsform, die bei älteren Kindern und Erwachsenen vorkommt, ist die sogenannte *Hashimoto-Thyreoiditis*. Bei dieser Entzündung bildet sich über Jahre hinweg immer mehr funktionsuntüchtiges Narbengewebe. Als Folge davon wird die Funktion der Schilddrüse immer stärker beeinträchtigt, die Hormonproduktion kann nur auf Sparflamme vor sich gehen.

### Krank durch Therapie

Was zunächst widersinnig erscheint, aber durchaus auch Ursache einer Schilddrüsenunterfunktion sein kann, sind ärztliche Maßnahmen zur Behandlung anderer Schilddrüsenkrankheiten. Wenn ein Patient beispielsweise ein schweres Kropfleiden oder Schilddrüsenkrebs hat, sind meist ein operativer Eingriff und spezielle Behandlungen wie eine Radiojodtherapie notwendig. Wenn der Arzt diese Behandlungen vornimmt, weiß er, daß damit Schilddrüsengewebe verlorengeht, was eine Unterfunktion nach sich ziehen kann. Er und der Patient müssen dies aber in Kauf nehmen. Da Schlimmeres vermieden werden soll, entscheidet man sich dann sozusagen für das kleinere Übel. Fehlende Schilddrüsenhormone können jedoch jederzeit durch Medikamente ersetzt werden.

**Bei alten Menschen wird eine Schilddrüsenunterfunktion oft nicht endeckt. Die Krankheitszeichen werden häufig als normale Alterserscheinungen abgetan.**

### Altersschwache Drüse

Eine Schilddrüsenunterfunktion tritt häufig auch im Alter auf. Alte Menschen leiden oft an einer Vielzahl unterschiedlichster Beschwerden, da die allgemeinen Stoffwechsel- und Energiefunktionen langsam nachlassen. Hinter einer depressiven Verstimmung, nur noch träger Beweglichkeit, Konzentrationsstörungen und Gedächtnisschwund sowie einem verstärkten Schlafbedürfnis kann sich auch eine Unterfunktion der Schilddrüse verstecken.
Diese wird aber oft lange Zeit nicht erkannt. Solche Probleme werden üblicherweise als normale Erscheinungen des Alters abgetan und nicht einer möglichen Schilddrüsenkrankheit zugerechnet und behandelt.

### Fehler in der Kommandozentrale

Wenn die Schilddrüsenunterfunktion direkt vom Organ selbst ausgeht, wird sie als *primäre Hypothyreose* bezeichnet. Demgegenüber gibt es eine sehr seltene Form der Schilddrüsenunterfunktion, die durch eine Schädigung der Hirnanhangsdrüse bedingt ist. Diese Form nennt man *sekundäre Hypothyreose*. Durch Tumoren oder hormonelle Regulationsstörungen, z.B. in den Wechseljahren, produziert die Hirnanhangsdrüse zuwenig schilddrüsenstimulierendes Hormon. Sie erfüllt dann ihren Auftrag als Steuerzentrale für die Schilddrüsenaktivität nicht mehr richtig. Der Befehl von oben bleibt aus, und es werden nur unzureichende Mengen an Schilddrüsenhormonen aufgebaut, obwohl die Schilddrüse organisch durchaus in der Lage wäre, einwandfrei zu funktionieren. Doch wenn die richtigen Kommandos ausbleiben, kommt sie nicht in Gang. Dadurch sinkt auch der Schilddrüsenhormonspiegel im Blut ab.

## Jodbedarf in den verschiedenen Lebensphasen

Wie unsere Hormonproduktion je nach Lebensalter ganz unterschiedlich abläuft, so ist auch der Jodbedarf im Laufe unserer Entwicklung unterschiedlich hoch. Er nimmt während der Kindheit ständig zu. Jugendliche und junge Erwachsene benötigen bis zu 200 Mikrogramm Jod täglich, um die Schilddrüse ausreichend zu versorgen. Erst im Erwachsenenalter, etwa um das 36. Lebensjahr, nimmt der Jodbedarf wieder etwas ab.

Schwangere und stillende Frauen brauchen besonders viel Jod. Ihr Bedarf an dem Spurenelement steigt um gut ein Drittel an. Das ist mehr als verständlich, denn sie müssen nicht nur sich selbst, sondern auch ihr Baby mit dem wichtigen Baustein versorgen.

**Um Schilddrüsenerkrankungen vorzubeugen, sollten Sie bewußt auf eine regelmäßige und ausreichende Jodversorgung durch die Ernährung achten.**

### Der tägliche Jodbedarf

| | |
|---|---|
| • 0 bis 12 Monate | 50 bis 80 Mikrogramm |
| • 1 bis 9 Jahre | 100 bis 140 Mikrogramm |
| • 10 bis 35 Jahre | 180 bis 200 Mikrogramm |
| • Älter als 36 Jahre | 180 Mikrogramm |
| • Schwangere | 230 Mikrogramm |
| • Stillende | 260 Mikrogramm |

# Die Schilddrüsenentzündung

Entzündungen der Schilddrüse werden *Thyreoiditis* genannt. Man unterscheidet im wesentlichen drei Formen von Entzündungen:

- Durch Bakterien
- Durch Viren
- Durch Antikörper

**Bei Schilddrüsenentzündungen besteht die Gefahr, daß Schilddrüsengewebe zerstört wird und als Folge davon eine Schilddrüsenunterfunktion auftritt.**

Diese drei entzündlich bedingten Schilddrüsenkrankheiten sind in Entwicklung und Verlauf unterschiedlich. Die bakterielle Infektion ist immer *akut*, und der Patient hat erhebliche Beschwerden. Eine Virusinfektion ist meist weniger aggressiv. In der Regel beginnt die Krankheit mit allgemeinen Symptomen wie Müdigkeit und Schwächegefühl. Erst später treten typische Schilddrüsenprobleme auf. Ärzte nennen diesen Verlauf auch *subakut*. Die antikörperbedingte Schilddrüsenentzündung ist immer chronisch, und die Betroffenen müssen wegen Funktionsstörungen der Schilddrüse oft ein Leben lang Medikamente einnehmen.

## Bakterien greifen an

Die bakterielle Entzündung der Schilddrüse ist sehr selten. Wenn es zu einer Infektion gekommen ist, erkranken die Betroffenen immer ganz plötzlich. Die Haut und der ganze Bereich über der Schilddrüse ist gespannt, gerötet und schmerzt stark. Schlucken, Kauen, Husten und Bewegungen des Kopfes fallen schwer. Oft sind die Lymphknoten seitlich am Hals angeschwollen. Begleitendes Fieber klettert manchmal auf Werte um 40° C. Wenn der Arzt die Behandlung eingeleitet hat, klingen die Beschwerden meist sehr schnell ab. Bakterien werden mit Antibiotika bekämpft. Manchmal verursachen Pilze eine akute Schilddrüsenentzündung.

## Die Entzündung der Schilddrüse

| ZEICHEN | ERKENNUNG | BEHANDLUNG |
|---|---|---|
| • Akute Entzündung, ausgelöst durch Bakterien oder Pilze | | |
| Schwerer Verlauf, hohes Fieber, starke Schmerzen, Schwellung der Halslymphknoten | Körperliche Untersuchung, Schilddrüsen-ultraschall, Blutwerte | Antibiotika, entzündungs-hemmende, schmerz-lindernde Substanzen, Bettruhe |
| • Subakute Entzündung, ausgelöst durch Viren | | |
| Mäßige Beschwerden leichtes Fieber, Druckgefühl, Schmerzen, kurzfristige Schilddrüsen-überfunktion | Körperliche Untersuchung, Blutwerte Biopsie (Gewebe-untersuchung), Schilddrüsen-ultraschall, Szintigramm | Entzündungs-hemmende, schmerz-lindernde Substanzen, Kortison |
| • Chronische Entzündung – Hashimoto-Erkrankung | | |
| Kaum Beschwerden, langsame, schmerz-lose Schwellung der Schilddrüse, oft Zufallsbefund | Körperliche Untersuchung, Blutwerte, Biopsie (Gewebe-untersuchung) Schilddrüsen-ultraschall | Keine spezielle möglich, bei Hypothyreose Schilddrüsen-hormon-Tab-letten |

Akute und subakute Schilddrüsenentzündungen machen sich schneller bemerkbar, aber sie können wieder ausheilen. Bei einer chronischen Entzündung ist das genau umgekehrt.

**Eine Schilddrüsenentzündung richtig zu erkennen, ist nicht einfach, denn die Symptome sind oft so allgemein, daß sie ebensogut von einer Erkältung oder anderen Infektion herrühren könnten.**

Dann müssen andere Medikamente eingesetzt werden. In seltenen Fällen kann ein eitriger Abszeß im Schilddrüsengewebe auftreten. Die Haut über dem Eiterherd ist dann besonders stark gerötet und wölbt sich meistens vor. Eiteransammlungen sollten operativ behandelt werden. Aber auch wenn eine bakterielle Schilddrüsenentzündung sehr schwer verläuft und mit starken Befindlichkeitsstörungen verbunden ist, heilt sie vollständig aus und führt nicht zu Funktionsstörungen des Drüsenorgans.

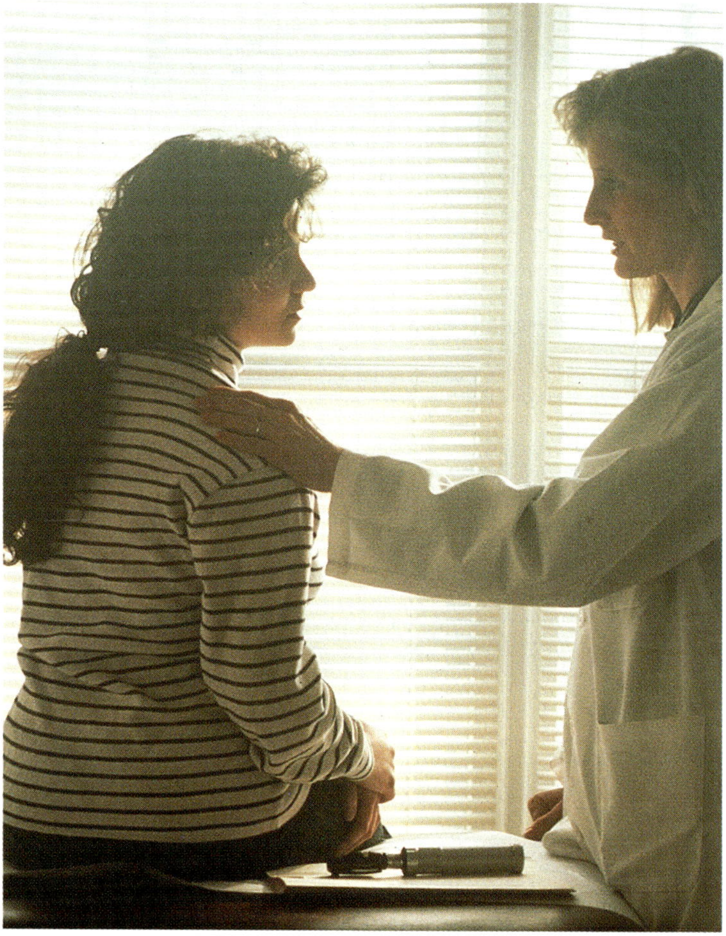

*Wenn Beschwerden auftreten, die keine so recht erklärbare Ursache zu haben scheinen, ist der Gang zum Arzt erforderlich.*

## Infizierendc Viren

Die Virusinfektion der Schilddrüse tritt etwas häufiger auf als die bakterielle Entzündung und verläuft in der Regel weniger plötzlich (subakut). Vorausgehende Virusinfekte der oberen Luftwege sind nicht selten. Als erstes Zeichen spüren die Betroffenen einen ziehenden Schmerz im Halsbereich, der in Ohr, Nacken und Schulter ausstrahlen kann. Oft ist nur eine Halsseite schmerzhaft. Darüber hinaus treten Beschwerden beim Kauen und Schlucken auf. Viele Patienten deuten die Symptome als eine Racheninfektion oder eine Ohrenentzündung. Deshalb wird zunächst ein Hals-Nasen-Ohrenarzt aufgesucht. Erst später geben meist einseitige und knotige Schwellungen der Schilddrüse den entscheidenden Hinweis, daß die Infektion im Drüsenorgan selbst vor sich geht.

**Krankheitsverlauf einer Virusinfektion der Schilddrüse**

Die subakute Entzündung belastet den Patienten meist viel weniger als die Schilddrüseninfektion mit Bakterien oder Pilzen. Er fühlt sich zwar in seinem Allgemeinbefinden beeinträchtigt, doch steigt z.B. das Fieber nicht auf so hohe Werte an wie bei der akuten Entzündung. In der Anfangsphase der viralen Schilddrüsenentzündung können die Drüsenzellen so gereizt werden, daß sie mehr Hormone ausschütten. Kurzfristig können dann Zeichen der Überfunktion vorkommen und den Patienten darauf aufmerksam machen, daß etwas mit der Schilddrüse nicht stimmt.

Die Krankheit dauert einige Wochen lang und heilt von selbst wieder aus. Manchmal verordnet der Arzt zur Linderung der Beschwerden entzündungshemmende und schmerzstillende Medikamente – in einigen Fällen auch Kortison. Nur selten sind die Viren so angriffslustig, daß sie das Schilddrüsengewebe zerstören und dadurch eine Unterfunktion verursachen.

**Die Krankheitszeichen der Virusinfektion ähneln meist in schwächerer Form denen der bakteriellen Infektion.**
**Doch die Behandlung ist unterschiedlich, denn gegen Viren sind Antibiotika wirkungslos.**

## Langes Leiden durch Antikörper

**Die chronische Schilddrüsenentzündung wird meist erst durch ihre Folge, eine Schilddrüsenunterfunktion, erkannt.**

Bei den Schilddrüsenentzündungen gibt es eine spezielle Krankheitsform, die – ähnlich wie die Basedow-Krankheit – durch einen Autoimmunprozeß entsteht. Diese Erkrankung hat nach ihrem japanischen Entdecker den Namen *Hashimoto-Thyreoiditis* erhalten. Sie ist die häufigste Entzündung der Schilddrüse. Durch eine Fehlregulation des Abwehrsystems produzieren die Abwehrzellen Antikörper, die das Schilddrüsengewebe angreifen. Es kommt zu entzündlichen Reaktionen an den Zellen. Die Beschwerden können sich über viele Wochen oder Monate hinziehen. Durch den schleichenden Verlauf und den ständigen entzündlichen Schwelbrand im Gewebe werden schließlich immer mehr Drüsenzellen zerstört und in funktionsloses Bindegewebe umgewandelt.

### Maskierte Entzündung

Die Hashimoto-Thyreoiditis ist eine Krankheit, die maskiert auftritt: Symptome zeigen sich nur spärlich. Über Schmerzen klagen die Betroffenen – im Gegensatz zu den anderen Infektionsformen – bei dieser Antikörperentzündung so gut wie nie. Oft wird die Krankheit zufällig im Rahmen einer Routineuntersuchung erkannt.

### Defekte Antikörper

Wie die Basedow-Krankheit ist die Hashimoto-Entzündung genetisch bedingt. Deshalb tritt sie innerhalb von Familien gehäuft auf. Aufgrund der Umwandlung des Drüsengewebes in inaktives Narbengewebe versiegt nach und nach die Hormonproduktion. Eine Schilddrüsenunterfunktion macht sich breit. Die Antikörperreaktion kann der Arzt nicht wirksam bekämpfen. Es gibt keine Mittel, die direkt in den Immunprozeß eingreifen. Die Unterfunktion muß zeitlebens mit Schilddrüsenhormon-Tabletten behandelt werden.

# Der Schilddrüsenkrebs

Tatsächlich ist das Wort Krebs beängstigend und beklemmend. Jeder würde am liebsten nichts von diesem Thema wissen. Trotzdem ist es aber besser, diese Seiten nicht zu überblättern.
Wie bei allen anderen Krankheiten gilt nämlich auch für Krebsleiden: Je besser man informiert ist und je genauer man bestimmte Veränderungen und Symptome kennt, desto rascher kann man handeln und durch frühzeitige Maßnahmen die Gefahr bannen. Sie können wahrscheinlich beruhigt weiterlesen, denn bösartige Veränderungen der Schilddrüse sind erfreulicherweise sehr selten. Von allen Krebsarten treten die der Schilddrüse nur mit einer Häufigkeit von einem halben Prozent auf.

## Ursachen und Risiken

Die genauen Ursachen des Schilddrüsenkrebses sind noch weitgehend ungeklärt. Es gibt aber einige Bedingungen, von denen man weiß, daß sie zur Entstehung eines Karzinoms – so lautet der medizinische Fachbegriff – im Drüsengewebe beitragen.
Wer beispielsweise in seiner Kindheit einer häufigeren Bestrahlung des Halsbereiches mit Röntgenstrahlen ausgesetzt war, für den ist in späteren Jahren die Gefahr, an einem bösartigen Schilddrüsentumor zu erkranken, höher. Bis zu den fünfziger Jahren wurde die Schilddrüsentherapie mit Röntgenstrahlen durchgeführt. Man weiß heute, daß diese Behandlung die Krebsentwicklung begünstigt und setzt sie nicht mehr ein.

**Schilddrüsenkrebs ist eine seltene Krankheit. Da aber ein deutlicher Anstieg der Erkrankungfälle bei erhöhter radioaktiver Strahlung festgestellt wurde, ist häufig von ihr die Rede.**

Auch atomare Strahlung trägt dazu bei, daß bösartiger Schilddrüsenkrebs häufiger vorkommt. So erkrankten nach dem Atombombenabwurf über Hiroshima und dem Kern-

Zum Glück kommt Schilddrüsenkrebs recht selten vor. Man unterscheidet die einzelnen Krebsformen anhand der verschiedenen Zellarten. Die Prognosen reichen von gut bis schlecht.

## Krebs in der Schilddrüse

| Art | Betroffene | Verlauf |
|---|---|---|
| • Differenzierter Krebs | | |
| Krebszellen entsprechen weitgehend dem Schilddrüsengewebe<br><br>Prognose:<br>Bei rechtzeitiger Behandlung gut | Häufiger junge Menschen | Langsames Wachstum, wenig Metastasen (Tochtergeschwülste) |
| • Undifferenzierter Krebs | | |
| Krebszellen entsprechen nicht dem Schilddrüsengewebe, rückentwickelte Zellen<br><br>Prognose:<br>Ungünstig | Fast nur alte Menschen | Rasches Wachstum, schnell Metastasen (Tochtergeschwülste) |
| • C-Zell-Karzinom | | |
| Krebszellen stammen aus organfremden C-Zellen<br><br>Prognose:<br>Bei frühzeitiger Erkennung mit Bluttest (Kalzitonin-Nachweis) gut | Menschen mit erblicher Veranlagung | Nicht so aggressiv wie der undifferenzierte Krebs, aber schnelleres Wachstum als das differenzierte Karzinom |

kraftwerksunfall in Tschernobyl mehr Menschen in diesen verstrahlten Gegenden an Schilddrüsenkrebs, als es der durchschnittlichen Krebsrate in der Bevölkerung entspricht.

## Diagnose und Therapie

Den Schilddrüsenkrebs frühzeitig zu erkennen, ist nicht ganz einfach, da am Anfang nur selten deutliche Zeichen auftreten. Hat der Tumor eine bestimmte Größe erreicht, können die Patienten heiser werden. Schluckbeschwerden oder Atemnot kommen hinzu. Die Heiserkeit entsteht dadurch, daß die Krebsgeschwulst den Nerv angreift, der die Stimmbänder aktiviert. Dieser Nerv verläuft ganz nahe entlang der Schilddrüse und wird bei Gewebeveränderungen schnell in Mitleidenschaft gezogen. Das Krebsgeschwür engt die Speiseröhre ein. Dies führt zu Schluckbeschwerden. Der Druck auf die Luftröhre verursacht Atemnot.

### Krebsgefahr druch kalte Knoten

Kommt ein Patient mit einem Kropfleiden zum Arzt, sollte dieser die Schilddrüse genau nach kalten Knoten, inaktiven Gewebearealen ohne Hormonproduktion, absuchen. Kalte Knoten können zu Krebs entarten und müssen daher regelmäßig kontrolliert werden. Entdeckt der Arzt einen Schilddrüsenkrebs im späteren Stadium, dann findet er bei der Tastuntersuchung meist ein höckriges, derbes Schilddrüsengewebe vor, das wie festgewachsen erscheint und sich kaum gegen andere Gewebeschichten des Halsbereiches verschieben läßt. Auch im Ultraschallbild lassen sich unregelmäßige, knotige Krebswucherungen gut erkennen.
Genauen Aufschluß über das Tumorleiden bekommen Arzt und Patient aber erst über die feingewebliche Untersuchung, die Biopsie. Hierzu wird mit einer dünnen Nadel Gewebe aus der Schilddrüse entnommen und anschließend im Zellabor untersucht.

**Kalte Knoten enthalten nicht unbedingt Krebsgewebe, doch besteht bei ihnen ein Verdacht, dem nachgegangen werden sollte.**

## Krebsarten der Schilddrüse

### Differenziertes Karzinom

Die als *differenziertes Schilddrüsenkarzinom* bezeichnete Krebsform tritt bei jungen Menschen häufiger auf. Die Tumorzellen entsprechen ziemlich genau den Zellen des Schilddrüsengewebes. Allerdings wächst dieser Krebs sehr langsam und neigt nur wenig dazu, Tochtergeschwülste, sogenannte Metastasen, im Körper zu bilden. Er wird daher als gutartig eingestuft. Bei entsprechender Behandlung sind die Heilungschancen sehr gut.

**Das C-Zell-Karzinom läßt sich leicht und frühzeitig durch einen Bluttest erkennen.**

### Undifferenziertes Karzinom

Demgegenüber ist das sogenannte *undifferenzierte Schilddrüsenkarzinom* ein bösartiger Krebs. Es entsteht aus Zellen, die eine Rückentwicklung durchgemacht haben. Diese Zellen sehen nicht mehr wie die typischen Schilddrüsenzellen aus und funktionieren auch nicht mehr so. Es sind sozusagen unreife Vorläufer, die den Bezug zum Organ verloren haben und schnell zu großen Geschwülsten heranwachsen. Der undifferenzierte Schilddrüsenkrebs ist auch deshalb gefährlich, weil er schnell Tochtergeschwülste in anderen Organen bildet.

Die Prognose dieser Erkrankung ist schlecht. Glücklicherweise ist diese Krebsform aber äußerst selten. Sie trifft meistens Menschen im höheren Lebensalter.

### C-Zell-Karzinom

Die dritte Form des Schilddrüsenkrebses geht von organfremden Zellen aus, die in das Schilddrüsengewebe eingestreut sind. Diese Gastzellen heißen C-Zellen und produzieren das Hormon Kalzitonin, das für den Kalziumstoffwechsel von Bedeutung ist. Man nennt diese Krebsform deshalb *C-Zell-Karzinom*. Im Gegensatz zu den anderen Krebsformen ist das C-Zell-Karzinom genetisch bedingt,

d.h., die Bereitschaft des Organismus, einen solchen Tumor auszubilden, ist den betroffenen Personen bereits im Erbmaterial mitgegeben.
Menschen mit einer entsprechenden erblichen Veranlagung haben ein vielfach höheres Risiko, diesen Krebs zu bekommen. Das Karzinom ist zwar nicht ganz so bösartig wie der undifferenzierte Schilddrüsenkrebs, jedoch gefährlicher als die differenzierten Formen.
Man kann jedoch ein C-Zell-Karzinom frühzeitig erkennen und hat deshalb gute Chancen, es zu behandeln, bevor es größeren Schaden anrichtet. Die Krebszellen produzieren genau wie ihre Ursprungszellen das Hormon Kalzitonin, das schon in ganz geringen Mengen im Blut nachweisbar ist. Der Kalzitonintest ist so empfindlich, daß man dem Krebs in einem Stadium auf die Spur kommen kann, in dem noch gar kein Tumor besteht.
Dieser Test sollte bei allen Angehörigen von Patienten mit C-Zell-Karzinom durchgeführt werden.

**Fremde Tochtergeschwülste**

In seltenen Fällen finden sich Tumoren in der Schilddrüse, die von einem Krebs eines anderen Organs stammen. Krebszellen eines Lungen-, Brust- oder Nierenkarzinoms können über die Blutbahn in die Schilddrüse gelangen, sich dort ansiedeln und zu Tochtergeschwülsten heranwachsen. Auch hier erkennt der Arzt über eine Feinnadelpunktion den Ursprung des Tumors.

**Manche Krebsarten streuen aus und können Tochtergeschwülste auch in der Schilddrüse verursachen.**

**Lymphkrebs**

Auch sogenannte Lymphome, Krebsformen, die vom Lymphsystem ausgehen, können in der Schilddrüse zu einem bösartigen Tumorwachstum führen. Diese Krebsart in der Schilddrüse ist aber gleichfalls sehr selten.
Betroffen sind vom Lymphkrebs meistens nur Menschen im höheren Lebensalter.

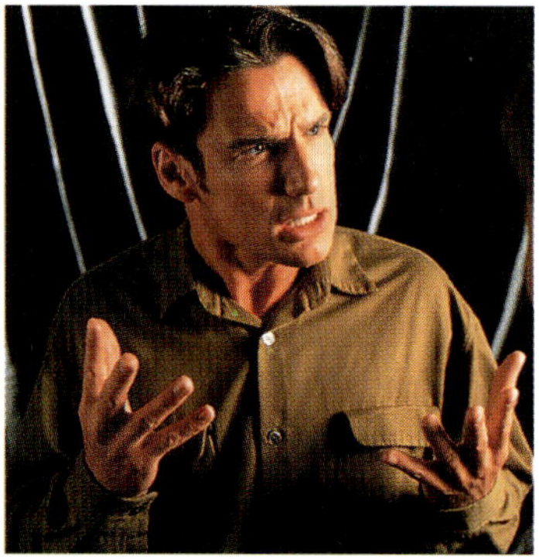

*Manchmal steckt die Schilddrüse dahinter.*

# Ärger mit der Schilddrüse

Die Beschwerden, die im Zusammenhang mit Schilddrüsenkrankheiten auftreten können, sind ausgesprochen vielgestaltig. Wenn Sie selbst mit der Schilddrüse zu tun haben sollten, dann wissen Sie das vielleicht noch besser als jemand, der nicht betroffen ist und sich das nur theoretisch vorstellen kann.

## Eine Ursache hinter vielen Beschwerden

Weil Schilddrüsenkrankheiten so viele Gesichter haben können und Störungen an unterschiedlichen Organen verursachen, ist es nicht einfach, die möglichen Beschwerden übersichtlich zu ordnen.
Da gibt es z.B. Beschwerden wie Herzrasen und Nervosität, die auf eine Überfunktion der Schilddrüse hindeuten können. Oder aber es zeigen sich allgemeine Krankheitszeichen wie Fieber, Schwäche und Gliederschmerzen, die typisch sind für eine Entzündung im Körper. Wenn die Anzeichen der Krankheit so unbestimmt sind, denkt man meist nicht gleich an die Schilddrüse. Sie können aber durchaus auch Begleiter einer Schilddrüsenentzündung sein.

**Weil die Schilddrüse bei so vielen verschiedenen Körperfunktionen eine Rolle spielt, sind auch ihre Krankheitsbilder so vielfältig.**

Damit Sie sich besser orientieren können, sollen in diesem Kapitel nur die Beschwerden angesprochen werden, die mit Funktionsstörungen der Schilddrüse verbunden sind: Vor allem die Überfunktion und die Unterfunktion der Schilddrüse, die durch zuviel oder zuwenig Hormone den Stoffwechsel in Unordnung bringen.

Wenn Sie schon seit einiger Zeit an unerklärlichen Beschwerden leiden, sollten Sie sich die folgenden Fragen stellen:

- Sind Sie in der letzten Zeit häufig nervös und gereizt?
- Fühlen Sie sich abgespannt und müde, obwohl Sie ausreichend lange schlafen?
- Haben Sie Stimmungstiefs?
- Ist Ihnen häufig zu heiß oder zu kalt?
- Haben Sie öfter Herzrasen?
- Neigen Sie zu Durchfall oder Verstopfung?
- Verändert sich Ihre Haut? Fühlt sie sich trocken und teigig an?
- Haben Sie Haarausfall?
- Sind die Haare stumpf und glanzlos?
- Hat sich Ihr Körpergewicht verändert, obwohl Sie an Ihrer Ernährungsweise nichts verändert haben?
- Haben Sie zugenommen, ohne zu wissen warum?
- Bemerken Sie ein Druckgefühl im Halsbereich?
- Haben Sie manchmal Atemnot?

**Beschwerden sollten Sie an der Wurzel angehen. Vielleicht steckt die Schilddrüse hinter Beschwerden, hinter denen Sie sie bisher nicht vermutet hatten.**

Wenn Sie einige der Fragen bejahen können, könnte mit Ihrer Schilddrüse etwas nicht in Ordnung sein.
Dieses Buch kann Ihnen bei der Orientierung behilflich sein. Fragen Sie, wenn Sie Krankheitszeichen feststellen, Ihren Arzt, damit er rechtzeitig eine Behandlung durchführen kann, falls Ihre Schilddrüse wirklich erkrankt ist.
Beschwerden, die durch Gewebeveränderungen der Schilddrüse bedingt sind, finden Sie in den jeweiligen Krankheitskapiteln dargestellt. Im wesentlichen handelt es sich dabei ja um Probleme »vor Ort«: Beschwerden beim Schlucken, Kauen und Atmen oder einfach ein Kloßgefühl im Hals. Zu solchen Krankheitszeichen kommt es, weil das veränderte (entzündete, krebsige oder kropfige) Schilddrüsengewebe auf die umliegenden Organe drückt.

# Wenn die Schilddrüse zuviel tut

Eine Schilddrüsenüberfunktion bewirkt, daß der gesamte Stoffwechsel auf volle Leistung und maximale Energie eingestellt wird. In allen Organen herrscht sozusagen Hochbetrieb. Wenn zuviele Schilddrüsenhormone im Blut zirkulieren und der Organismus auf Hochtouren läuft, sind Erholungspausen für den Körper kaum mehr möglich.
Alle Stoffwechselvorgänge verlaufen dann beschleunigt und intensiv und führen zum typischen Beschwerdebild der Überfunktion (Hyperthyreose).

## Hetzjagd durch das Leben

**Wenn die Schilddrüsenüberfunktion das Tempo bestimmt, ist Ausspannen beim besten Willen nicht mehr möglich.**

Menschen mit einer Schilddrüsenüberfunktion sind oft sehr nervös und hektisch. Da ihre innere Uhr schneller tickt, scheint ihnen alles viel zu langsam zu gehen. Sie verhalten sich wie Getriebene und sind immer auf dem Sprung. Das scheinbar träge Tempo der Mitmenschen veranlaßt sie zu unbeherrschten Bemerkungen und zu häufigen Nörgeleien. Die Nächte verbringen sie oft schlaflos. Am Tage sind sie dann noch zusätzlich gereizt.

## Der Organismus läuft heiß

Obwohl sie ausreichend essen, nehmen Menschen mit Überfunktion häufig stark ab. Heißhungerattacken, Hitzewallungen und Schweißausbrüche begleiten ihren Alltag – und das, obwohl sie sich gar nicht besonders angestrengt haben!
Da in ihnen aufgrund der gesteigerten Stoffwechselprozesse eine große Hitze herrscht, haben die Betroffenen ein starkes Bedürfnis nach Kälte: Selbst im Winter haben sie die Fenster der Wohnung dauernd geöffnet.
Oft schlägt den Kranken das Herz bis zum Hals oder es gerät völlig aus dem Rhythmus.

## Der typische Fall
## Wenn die Schilddrüse zuviel tut

Frau B. ist 47 Jahre alt, verheiratet, Mutter von zwei Kindern und von Beruf Lehrerin. In ihrer Familie ist sie diejenige, »die den Laden schmeißt«.

Sie organisiert den Haushalt und betreut die beiden Töchter in Schule und Freizeit. Außerdem übernimmt sie auch noch einen Großteil der handwerklichen Aufgaben, da ihr Mann ja »zwei linke Hände« hat und immer ein bißchen langsam ist, wie sie sagt. Auch in ihrem Beruf gilt sie als äußerst dynamisch und zuverlässig. Neben dem normalen Schulunterricht werden ihr auch einige Sondereinsätze wie Referendarbetreuung, Klassenfahrten und Schüleraustausch übertragen.

Der ruhige und zurückhaltende Ehemann von Frau B. stellte allmählich fest, daß sich die Leistungsstärke seiner Frau immer mehr zu einem hektischen Herumhasten veränderte. Sie war oft sehr nervös und gereizt, schimpfte ohne Grund mit den Töchtern und war ständig streitlustig. Ihr Mann und ihre Kinder hatten große Schuldgefühle, weil sie sich selbst gegenüber der Tüchtigkeit der Frau immer als zu träge und zuwenig unterstützend empfanden. Doch schien es ihnen auch, als suchte Frau B. zielstrebig danach, ihre Überlastung und ihren Dauerstreß ständig aufrechtzuerhalten. Für die Einladung, sich auch einmal Ruhe zu gönnen, sich helfen zu lassen und zu entspannen, wurde sie immer unzugänglicher.

In der Nacht stand sie oft auf und geisterte in der Wohnung herum. Selbst im Winter riß sie manchmal alle Fenster auf, weil in den Zimmern angeblich eine solche Hitze herrschte.
Als sie zunehmend an Gewicht verlor, drängte Herr B. seine Frau, zum Arzt zu gehen. Dieser stellte nach umfangreichen Untersuchungen fest, daß Frau B. die Basedow-Krankheit hatte und an einer Schilddrüsenüberfunktion litt.

Aktivität und Tüchtigkeit können krankhafte Züge annehmen.
Oft ist dann eine Schilddrüsenüberfunktion die überraschende Diagnose.

## Wenn die Schilddrüse zuwenig tut

**Menschen mit Schilddrüsenunterfunktion haben es schon mit der Krankheit schwer. Häufig kommt noch die psychische Last der Enttäuschung über sich selbst und über die Feindseligkeit der Mitmenschen hinzu.**

Bei der Schilddrüsenunterfunktion passiert genau das Gegenteil. Herz und Kreislauf, Verdauung, Temperaturregulation und die Nerventätigkeit laufen auf Sparflamme. Der Organismus befindet sich wie im Schlafzustand. Energie für größere körperliche und geistige Leistungen fehlt. Die Kranken sind müde und schwach, zu allem müssen sie sich überwinden, und manchmal fällt ihnen jede Bewegung schwer. Oft wirken sie teilnahmslos und desinteressiert. Man könnte annehmen, sie würden »so vor sich hindösen«. Die Betroffenen sind manchmal sehr niedergeschlagen, weil sie spüren, daß ihnen die körperlichen und geistigen Kräfte schwinden. Sie neigen zum Frösteln, selbst wenn es ganz warm ist. Ihr Blutdruck ist niedrig, und der Puls schlägt langsam. Obwohl sie nicht übermäßig essen, stellen sie häufig frustriert fest, daß ihr Körpergewicht ansteigt. Zusätzlich werden sie noch von hartnäckiger Verstopfung geplagt. Nicht selten verändern sich auch Haut und Haare: Die Haut verliert an Spannkraft und wirkt aufgequollen. Die Haare werden stumpf, glanzlos und brüchig. Haarausfall ist nicht ungewöhnlich.

### Schwierigkeiten mit den Mitmenschen

Schilddrüsenkranke mit Unterfunktion können im Extremfall zu Außenseitern der Gesellschaft werden. Da ihnen das Gespräch mit anderen große Mühe bereitet, ziehen sie sich immer mehr zurück. Es entsteht der Eindruck, sie seien nicht zur Kommunikation bereit und an allem desinteressiert. Manchmal wird von seiten der Mitmenschen sogar vermutet, die Betroffenen seien nicht ganz bei Sinnen. Dies bewirkt eine Art Teufelskreis: Je stärker die Kranken von der Umwelt gemieden werden, desto ausgeprägter wird ihr eigenes Empfinden von Unfähigkeit und Depression.

## Der typische Fall
## Wenn die Schilddrüse zuwenig tut

Der 39jährige Herr M. hatte sich beruflich viel vorgenommen. Nach jahrelanger Tätigkeit als leitender Angestellter war er entschlossen, sich mit eigenen Produkten selbständig zu machen. Wie nicht anders zu erwarten, forderte die Firmengründung von Herrn M. große Anstrengung und Belastung.

Er mußte sich so manche Nacht um die Ohren schlagen, um den jungen Betrieb durch die harte Anfangsphase zu bringen. Bei dieser Kraftanstrengung ging Herr M. manchmal über seine körperlichen Reserven hinaus und ignorierte auch verschiedene Zeichen der Erschöpfung. Als er zum wiederholten Male an einem schweren grippalen Infekt erkrankte, merkte er, daß sein Abwehrsystem sehr geschwächt war, und daß er nicht mehr richtig »in die Gänge kam«. Er fühlte sich müde und unkonzentriert. Alles, was ihm früher so schnell von der Hand gegangen war, brauchte nun lange Zeit. Er wollte es anfangs nicht wahrhaben, zumal seine Firma weiterhin seinen ganzen Einsatz von ihm forderte. Doch eigentlich fühlte er sich ausgebrannt, er mußte sich mit Disziplin zu den Aufgaben zwingen, die er früher aus reiner Neugier und Ehrgeiz anpackte. Ständig war ihm nach Schlafen zumute. Obwohl er an seinen Ernährungsgewohnheiten nichts verändert hatte, bekam er plötzlich Probleme mit der Verdauung. Er hatte Mühe, sein Gewicht zu halten. Außerdem empfand er häufig ein seltsames Glühen im Halsbereich. Manchmal dachte er auch, beim Essen müßten ihm die Bissen im Hals stecken bleiben.

Nachdem sich über Wochen und Monate an diesem Zustand nichts geändert hatte, entschloß er sich, zum Arzt zu gehen. Nach einigen Allgemeinuntersuchungen nahm dieser die Schilddrüse ins Visier. Er entdeckte, daß sich dort eine Entzündung breit gemacht hatte und ein Mangel an Schilddrüsenhormonen eingetreten war.

**Oft nehmen die Betroffenen die Anzeichen der Schilddrüsenunterfunktion über lange Zeit nicht ernst.**

**Die Lösung mancher Probleme ist einfach, wenn man den richtigen Schlüssel dazu gefunden hat. Verschaffen Sie sich Klarheit, ob er bei der Schilddrüse liegt!**

# Leiden – oft im verborgenen

Sowohl bei der Über- als auch bei der Unterfunktion können die Beschwerden unterschiedlich stark ausgeprägt sein. Manche Betroffenen bemerken nur schwache Zeichen einer Veränderung. Häufig werden diese vielleicht gar nicht als Krankheitszeichen, sondern als normale Schwankungen der persönlichen Leistungsfähigkeit gedeutet.
Auch der Familie und den Kollegen am Arbeitsplatz bleiben viele Hinweise auf Schilddrüsenfunktionsstörungen oft über lange Zeit verborgen und werden erst dann wahrgenommen, wenn sich deutliche Veränderungen im Verhalten der Kranken zeigen.

## Rechtzeitige Behandlung vermeidet Schaden

Da Ihnen aber viele Probleme erspart bleiben, wenn Sie rechtzeitig zum Arzt gehen und eine mögliche Schilddrüsenerkrankung behandeln lassen, sollten Sie sich selbst gegenüber aufmerksam sein und versuchen, auch geringfügige Zeichen zu erkennen und richtig einzuschätzen. Nun werden Sie vielleicht befürchten, daß Sie sich so zum eingebildeten

### Beugen Sie ausreichend gegen Jodmangel vor?

- Verwenden Sie regelmäßig Jodsalz bei der Zubereitung Ihrer Mahlzeiten?
- Essen Sie mindestens zweimal pro Woche eine Mahlzeit mit Seefisch?
- Nehmen Sie vorbeugend Jodtabletten ein?
- Bevorzugen Sie Lebensmittel, die jodiert sind?
- Sind Sie männlichen Geschlechts?

Wenn Sie mehr als drei Fragen mit Nein beantworten, könnten Sie einen Jodmangel haben.

Kranken entwickeln könnten, der bci jeder Kleinigkeit zum Arzt rennt. Das soll natürlich nicht sein. Mit Hilfe des Fragenkatalogs auf Seite 65 können Sie die Symptome besser einordnen und feststellen, ob bei Ihnen möglicherweise eine Schilddrüsenstörung vorliegt.

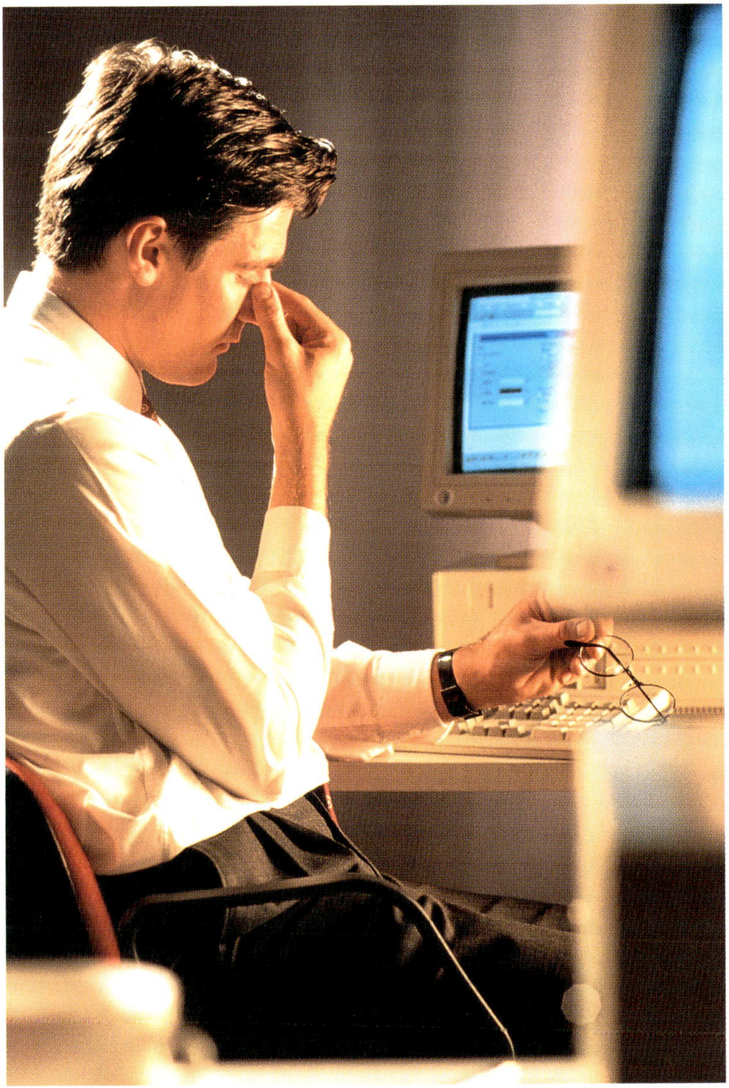

*Der moderne Lebensrhythmus führt manchmal dazu, daß wir gar nicht mehr wissen, ob Unausgeglichenheit und Streß aus uns selber kommen oder ob uns nur die Umwelt in diesen selbstzerstörerischen Zustand drängt.*

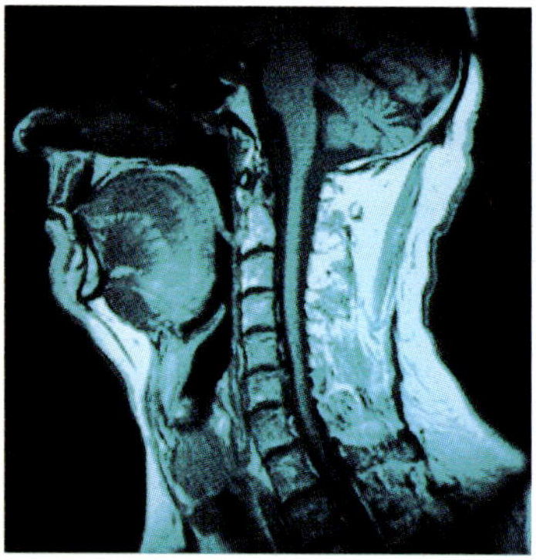

*Kopf und Halsbereich in einer Schichtaufnahme.*

**Wer gut informiert ist, kann auch besser einschätzen, wann es wichtig ist, professionellen Rat zu holen. Falls Sie Schilddrüsenbeschwerden haben, sollten Sie sich unbedingt an Ihren Arzt wenden.**

# Schilddrüsenerkrankungen auf der Spur

In der Regel wird der Arzt eine Schilddrüsenerkrankung mit Hilfe zahlreicher Untersuchungsmethoden feststellen können. Viele der Untersuchungen sind einfach und gehören teilweise schon zu den Routineprogrammen in den Praxen von Internisten und Allgemeinärzten. Bei manchen Krankheiten bedarf es aufwendiger diagnostischer Hilfsmittel, um die Ursache der Störung herauszufinden.

Bevor solche Verfahren angewendet werden, haben auch Sie selbst die Möglichkeit, durch Beobachtung von Krankheitszeichen und Beschwerden einen wichtigen Beitrag zur Erkennung einer Schilddrüsenstörung zu leisten.

## Wie Sie die Krankheit selbst erkennen können

Wenn Sie nicht genau wissen, ob Sie bestimmte Veränderungen in Ihrer Befindlichkeit schon als Krankheitssymptome oder eher als bedeutungslose Kurzzeitprobleme einordnen sollen, kann Ihnen eine Checkliste weiterhelfen und Sie vielleicht auf eine heiße Spur bringen.

Wenn Sie Häufigkeit und Ausprägung von Beschwerden notieren, verschaffen Sie sich nicht nur selbst einen besseren Überblick, sondern können auch Ihrem Arzt Beobachtungen an die Hand geben, die ihm die Suche nach der tatsächlich vorliegenden Krankheit erleichtern.

## Checkliste

| | Ja | Nein |
|---|---|---|
| Sind Sie in letzter Zeit häufig nervös und gereizt? | ❑ | ❑ |
| Fühlen Sie sich trotz ausreichenden Schlafes abgespannt und müde? | ❑ | ❑ |
| Leiden Sie unter Schlafstörungen? | ❑ | ❑ |
| Haben Sie Stimmungstiefs? | ❑ | ❑ |
| Geht Ihnen alles nicht schnell genug, sind Sie immer gehetzt? | ❑ | ❑ |
| Ist Ihnen häufig zu heiß oder zu kalt? | ❑ | ❑ |
| Macht Ihnen Ihr Kreislauf zu schaffen? | ❑ | ❑ |
| Haben Sie einen niedrigen oder hohen Blutdruck? | ❑ | ❑ |
| Haben Sie öfter Herzrasen? | ❑ | ❑ |
| Hat sich in der letzten Zeit trotz gleichbleibender Ernährungsweise Ihr Gewicht verändert? | ❑ | ❑ |
| Neigen Sie zu Durchfall oder Verstopfung? | ❑ | ❑ |
| Verändert sich Ihre Haut, ist sie trocken und teigig? | ❑ | ❑ |
| Haben Sie Haarausfall, oder sind die Haare stumpf und glanzlos? | ❑ | ❑ |
| Bemerken Sie ein Druckgefühl im Halsbereich? | ❑ | ❑ |
| Haben Sie Beschwerden beim Kauen und Schlucken? | ❑ | ❑ |
| Hat sich Ihre Sprechweise verändert, sind Sie oft heiser? | ❑ | ❑ |
| Haben Sie manchmal Atemnot? | ❑ | ❑ |

**Wenn Sie mehr als vier Fragen mit Ja beantwortet haben, sollten Sie Ihre Schilddrüse untersuchen lassen!**

# Was der Arzt tut

Einfache Untersuchungen der Schilddrüse können von jedem Arzt durchgeführt werden. Auch die Erhebung der Krankengeschichte und die körperliche Untersuchung, die ja Voraussetzung für jede Krankheitsdiagnostik sind, sind Sache des Arztes. Für spezielle Untersuchungen kann es jedoch nötig sein, einen Facharzt aufzusuchen, der über die entsprechenden Geräte und Kenntnisse verfügt. Es gibt Mediziner, die sich auf Schilddrüsenerkrankungen spezialisiert

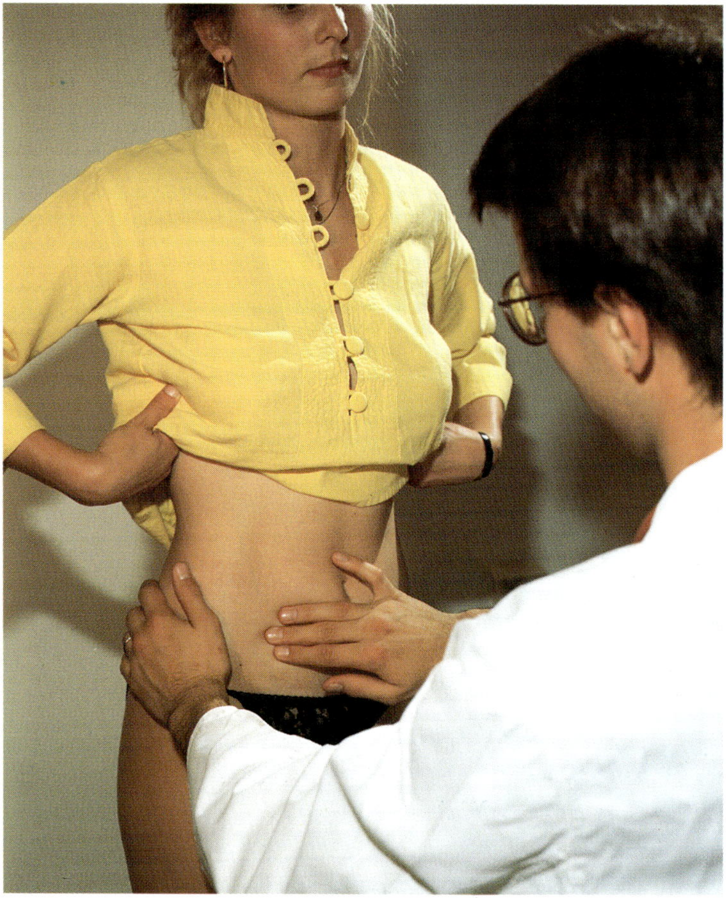

*Die moderne Medizin kann viele hochtechnisierte Diagnoseverfahren einsetzen. Trotzdem sind der unmittelbare Kontakt mit dem Patienten, das Gespräch und das intuitive Gespür wacher Sinne nicht ersetzbar.*

haben. Meist handelt es sich um Allgemeinärzte oder Ärzte für innere Medizin, die eine Zusatzqualifikation im Bereich der Hormonlehre (Endokrinologie) erworben haben. Wenn Sie wissen, daß Ihre Schilddrüse besonders gründlich untersucht werden muß, ist es sicher ratsam, gleich zu einem solchen Spezialisten zu gehen – insbesondere wenn in Ihrer Familie schon häufiger Schilddrüsenerkrankungen aufgetreten sind.

## Körperliche Untersuchung

Wenn Sie zum Arzt kommen, wird dieser Sie zunächst nach Ihrer medizinischen Vorgeschichte befragen. In manchen Kliniken oder Spezialpraxen gibt es dazu auch einen Schilddrüsenfragebogen, der von besonderem Nutzen ist, wenn schon ein Verdacht auf eine Schilddrüsenerkrankung besteht. Neben den Fragen zu möglichen Krankheitszeichen, die Sie bemerkt haben könnten (siehe Checkliste Seite 65), wird der Arzt vor allem Informationen zu Familienkrankheiten einholen und Sie befragen, welche Krankheiten und medizinischen Behandlungen Sie bisher hatten. Anschließend führt der Arzt die körperliche Untersuchung durch.

**Auch Untersuchungen, Operationen, Bestrahlungen und Medikamentenbehandlungen, die Sie hinter sich haben, können für den Arzt bei der Erhebung Ihrer Krankengeschichte von Bedeutung sein.**

- Er achtet er auf die Beschaffenheit von Haut, Haaren und Nägeln.
- Er untersucht Augen, Ohren, Nase und achtet auf die Sprechweise.
- Er tastet den äußeren Halsbereich ab und betrachtet den Rachenraum.
- Er hört Herz und Lunge ab.
- Er tastet und hört den Bauchraum ab.
- Er untersucht die Haltung und die Beweglichkeit.
- Er überprüft die Reflexe.
- Er mißt Puls und Blutdruck.
- Er bestimmt Größe und Gewicht.

Oft sind Details und kleine Beobachtungen, die ganz nebensächlich scheinen, von großer Bedeutung.

**So können Sie Ihren Arzt bei der Untersuchung unterstützen**

- Bringen Sie alle Befunde, die schon einmal erhoben wurden, zur Untersuchung mit: Laborergebnisse, Röntgenaufnahmen, Ultraschallbilder, Operationsberichte etc.
- Nehmen Sie alle Medikamente mit, die Sie einnehmen – auch die Antibabypille, da sie die Schilddrüsenfunktion beeinflussen kann.
- Schreiben Sie selbst einen kleinen Bericht, in dem Sie die Beschwerden notieren, die Sie in der letzten Zeit bemerkt haben oder benutzen Sie die Schilddrüsen-Checkliste.
  Beispiel: Hatten Sie Fieber? Bemerkten Sie irgendeine Veränderung an der Schilddrüse?
- Fragen Sie Ihre Angehörigen nach Familienkrankheiten wie Schilddrüsenstörungen, Zuckerkrankheit, Herz-Kreislauf-Erkrankungen und Krebsleiden.
- Wenn Sie eine Veränderung im Halsbereich bemerkt haben, messen Sie den Halsumfang.

## Schilddrüsen-Tastbefund

Zur körperlichen Untersuchung gehört auch das Abtasten der Schilddrüse. Dabei stellt der Arzt sich hinter Sie, legt zwei Finger rechts und links auf die Schilddrüse und fordert Sie dann auf, zu schlucken. Normalerweise gleitet die Schilddrüse durch den Schluckakt nach oben. Der Arzt kann sie dann mit den Fingern tasten. Manchmal führt er auch noch eine Tastuntersuchung im Liegen durch.

- Er prüft, ob die Schilddrüse derb, hart oder weich ist.
- Er achtet darauf, ob sich die Schilddrüse gegen die Unterfläche verschieben läßt.

- Er achtet darauf, ob er Knoten tasten kann.
- Er achtet darauf, ob die Untersuchung für Sie schmerzhaft ist.

## Ultraschall (Sonographie)

Die Ultraschalluntersuchung (auch Sonographie genannt) hat zwei große Vorteile:

- Sie ist für den Patienten schmerzlos und ohne Strahlenbelastung
- Der Arzt kann mit diesen modernen Geräten sehr gut Lage, Form und Größe der Schilddrüse bestimmen und sogar ihr Gewicht ausrechnen

Bei der Untersuchung liegen Sie auf einer Untersuchungsliege. Der Arzt fährt mit dem Schallkopf über Ihre Schilddrüse. Auf dem Monitor sieht er dann die Gewebestruktur und erkennt auch, ob Knoten, Zysten oder andere Veränderungen vorhanden sind.

## Szintigraphie

Entdeckt der Arzt mit der Ultraschaluntersuchung auffällige Veränderungen, kann die sogenannte Szintigraphie weitere Klärung bringen. Das Wort stammt aus dem Griechischen und leitet sich ab von *szinti* = *Lichtblitz* und *graphein* = *schreiben*.
Diese Untersuchung wird mit radioaktiven Substanzen durchgeführt, die aber so dosiert sind, daß sie für den Patienten keine Gefahr darstellen. Die Strahlenbelastung beim Szintigramm ist niedriger als bei Röntgenuntersuchungen und liegt unterhalb der Menge an natürlicher Strahlenbelastung durch die Umwelt, der wir in einem Jahr ausgesetzt sind.

**Die Szintigraphie ist ein modernes, computerunterstütztes Verfahren zur Feststellung von krankhaften Gewebeveränderungen.**

*In der perfekten Technik der Computertomographie fühlt sich der Patient leicht verloren und hilflos ausgeliefert. Doch soll dieses ungefährliche Untersuchungsverfahren ja dem Patienten nützen.*

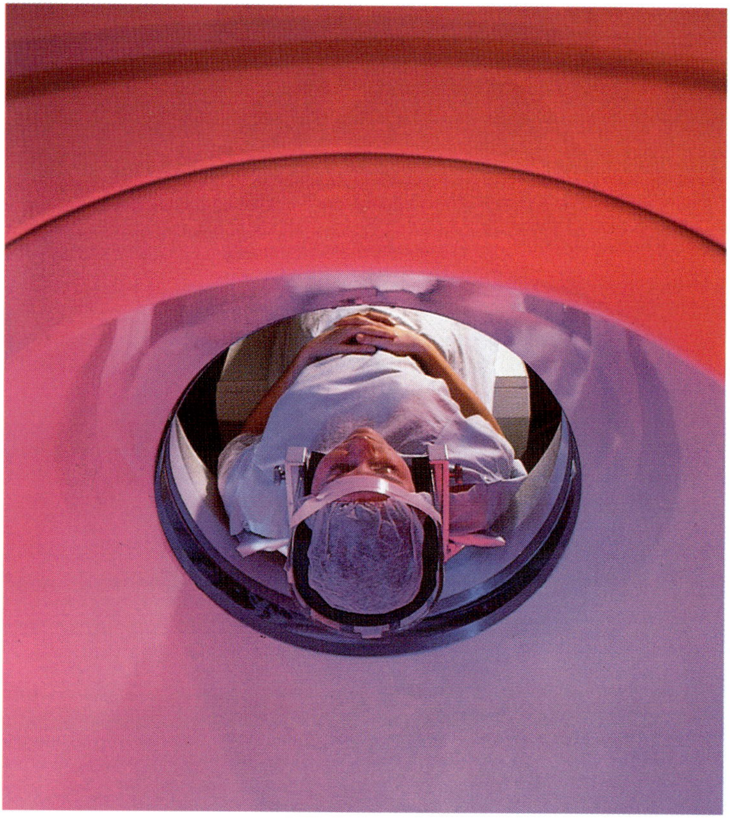

## Abbild des Schilddrüsengewebes

Die Testsubstanz, zum Beispiel radioaktives Jod, wird dem Patienten in die Armvene gespritzt. Der radioaktive Stoff wandert dann zur Schilddrüse und reichert sich dort im Gewebe an. Mit einer speziellen Strahlenkamera können dann Lichtblitze, die von der radioaktiven Strahlung ausgehen, aufgefangen und zu einem Bild der Schilddrüse verarbeitet werden. Auf dieser Darstellung kann man nicht nur die gesamte Schilddrüse mit ihren Randkonturen erkennen, sondern auch, ob in bestimmten Arealen mehr oder weniger radioaktive Substanz gespeichert wird. Mit der Szintigraphie werden heiße oder kalte Gewebebezirke aufgespürt.

## Röntgenaufnahmen und Computertomographie

Eine Röntgenaufnahme des Halsbereiches kann sinnvoll sein, wenn der Arzt erkennen will, ob die Schilddrüse auf die Speise- und Luftröhre drückt. Das kann vorkommen, wenn z.B. ein Kropf besonders stark nach innen wächst. Dies läßt sich mit anderen Verfahren wie dem Ultraschall nicht so gut erkennen. Ist für den Arzt die Röntgenaufnahme noch nicht genügend aussagekräftig, kann er zusätzlich die Computertomographie einsetzen. Dabei werden Aufnahmen der Halsorgane in feinsten Schichten angefertigt. So lassen sich geringste Veränderungen wie kleine Tumoren, Knoten oder Entzündungsherde erkennen. Die Computertomographie ist auch für eine Augenuntersuchung bei der Basedow-Krankheit geeignet. Dort läßt sich das entzündete und geschwollene Gewebe, das die Augäpfel umgibt, identifizieren.

**Die Computertomographie gibt es in den Kliniken seit etwa zwanzig Jahren. Sie ist sehr aussagekräftig und kommt mit geringerer Strahlenbelastung aus als Röntgenaufnahmen.**

## Feinnadelpunktion

Bei manchen Schilddrüsenerkrankungen, vor allem aber bei Verdacht auf Krebs, ist es notwendig, eine Gewebeprobe zu entnehmen und diese in einem Labor untersuchen zu lassen. Man nennt dies auch Biopsie. Nur so erhält der Arzt genauen Aufschluß darüber, welche Ursache die Krankheit hat. Mit Hilfe der Biopsie kann der Arzt unterscheiden, welche Art von Krebs oder Entzündung sich im Gewebe ausbreitet. Die Untersuchung ist harmlos und ungefährlich. Nachdem der Arzt die Haut am Hals desinfiziert hat, nimmt er eine dünne Nadel und führt sie in das Gewebe ein. Dann saugt er mit einer Spritze einige Zellen an und gibt sie auf ein feines Glasplättchen zur mikroskopischen Untersuchung. Dieser Vorgang, die Punktion, entspricht etwa einer gewöhnlichen Blutabnahme. Die Nadel ist so fein, daß die meisten Patienten den Einstich kaum wahrnehmen.

## Blutuntersuchungen

Wenn der Arzt Ihnen Blut zur Schilddrüsenuntersuchung abnimmt, will er vor allem herausfinden, in welcher Menge die Schilddrüsenhormone T3 und T4 vorhanden sind. Mit modernen Untersuchungsverfahren lassen sich selbst Hormone, die nur in Spuren in unserem Blut zirkulieren, exakt bestimmen. Auch das Hormon aus der Hirnanhangsdrüse, das die Schilddrüse aktiviert, kann in einer Blutprobe bestimmt werden.

**Die Hormone werden durch das Blut transportiert. Daher kann nur eine Blutuntersuchung Aufschluß über die Hormonspiegel geben.**

### Bestimmung des Hormons TSH

Die Hirnanhangsdrüse ist die Befehlszentrale über alle Hormone und kontrolliert auch die Aufgaben der Schilddrüse. Sie gibt das Hormon TSH ab, das die Schilddrüse stimuliert. Will man feststellen, wie gut die Schilddrüse arbeitet, muß man also auch das TSH beurteilen können. Es darf bei der Blutuntersuchung daher nicht fehlen.

- Bei einer Schilddrüsen**über**funktion sind zu viele Schilddrüsenhormone im Blut. Die Werte steigen deshalb an. Die Hirnanhangsdrüse erkennt das und drosselt die Zufuhr des Befehlshormons TSH, das die Schilddrüse anregt. Der TSH-Spiegel im Blut sinkt.

- Bei der Schilddrüsen**unter**funktion verhalten sich die Werte genau umgekehrt. Die Hormone sinken im Blut ab. Die Hirnanhangsdrüse versucht gegenzusteuern, um die Schilddrüse anzutreiben. Die Folge ist, daß der TSH-Spiegel im Blut steigt.

Es gibt auch Methoden, Antikörper im Blut nachzuweisen. Solche Untersuchungen sind besonders bei der Basedow-Krankheit und der Hashimoto-Entzündung nützlich, da beide ja durch Autoantikörper ausgelöst werden.

**So verändern sich die Hormonwerte im Blut**

| Bei Überfunktion der Schilddrüse | | | Bei Unterfunktion der Schilddrüse | | |
|---|---|---|---|---|---|
| T3 | ▲ | (steigt zuerst) | T3 | ▼ | (sinkt) |
| T4 | ▲ | (steigt später) | T4 | ▼ | (sinkt) |
| TSH | ▼ | (sinkt) | TSH | ▲ | (steigt) |

Allerdings sind die Verfahren nicht immer so zuverlässig, daß sich der Arzt allein auf sie stützen kann, um eine Krankheit zu erkennen.

**Wichtig:** Die Bestimmung der Blutwerte ist immer nur Teil einer Gesamtuntersuchung.
Sie kann dem Arzt Hinweise auf bestimmte Schilddrüsenerkrankungen geben. Doch müssen noch andere Verfahren hinzugezogen werden.
Manche Patienten haben ganz normale Blutwerte – und trotzdem ist die Schilddrüse krank! Umgekehrt können die Blutwerte verändert sein, die Patienten fühlen sich aber ganz gesund.

## Urinuntersuchung

Mit der Harnanalyse kann man feststellen, ob ein Patient ausreichend Jod zu sich nimmt.
Jod wird mit der Nahrung aufgenommen, gelangt dann über den Darm in die Blutbahn und von dort zur Schilddrüse, wo die Hormone produziert werden. Jod, das der Körper nicht mehr braucht, wird über die Nieren ausgeschieden und taucht im Urin wieder auf.
Wenn zuwenig Jod im Körper ist, findet sich auch nur eine geringe Menge im Harn. Ist dagegen ein Überschuß vorhanden, steigt auch der Jodgehalt im Urin. Die Untersuchung

**Das für die Schilddrüse – und damit für den ganzen Organismus – so wichtige Spurenelement Jod muß in ausreichender Menge mit der Nahrung aufgenommen werden. Ob der Körper genug Jod erhält, kann mit einer Urinuntersuchung geklärt werden.**

wird als einfache und doch sehr zuverlässige Meßmethode in Kliniken und Arztpraxen durchgeführt. Damit kann man das Risiko einer Kropferkrankung erkennen.

## Welche Behandlungen gibt es?

So vielgestaltig, wie Schilddrüsenerkrankungen bei verschiedenen Betroffenen verlaufen können, sind auch die Behandlungsmaßnahmen. Wenn zwei Patienten an der gleichen Krankheit leiden, etwa einem Jodmangelkropf, heißt das nicht unbedingt, daß sie auch die gleiche Therapie erhalten. Der eine wird vielleicht mit Jodtabletten, der andere jedoch mit Schilddrüsenhormonen behandelt.

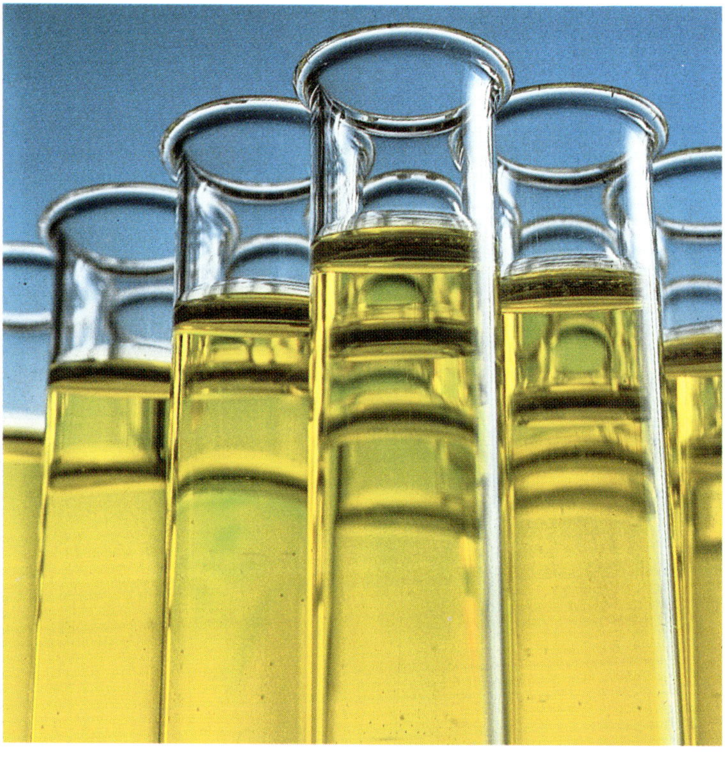

*Die Stoffe, die der Körper mit dem Urin ausscheidet, erlauben eine Menge Rückschlüsse auf seine Organfunktionen. Auch die Jodversorgung läßt sich daran ablesen.*

Manchmal kann sich auch bei ein und derselben Person die Therapie im Verlauf ändern. So wird ein Patient beispielsweise zunächst Jodtabletten bekommen, später aber operiert werden.
Damit Sie nicht in größere Verwirrung geraten, erhalten Sie hier einen Überblick über die Schilddrüsenbehandlungen, die am häufigsten eingesetzt werden.

## Drei verschiedene Behandlungswege

Es gibt drei Behandlungsmöglichkeiten von Schilddrüsenkrankheiten:

- Medikamente
- Operation
- Radiojodtherapie

Die Behandlungen erfolgen je nach dem persönlichen Krankheitsbild und können allein oder auch in Kombination angewendet werden. Die Therapie sollte aber immer in enger Zusammenarbeit mit dem betreuenden Arzt erfolgen.
Und wichtig ist auch für Sie zu wissen:

- Es gibt zur Behandlung von Schilddrüsenkrankheiten keine wirksamen Alternativen in der Homöopathie oder Pflanzenheilkunde.

**Nehmen Sie Medikamente – auch Jodtabletten – niemals eigenmächtig ein, das könnte sonst den Behandlungserfolg negativ beeinflussen!**

### Schilddrüsenbehandlungen auf einen Blick

**Medikamente**
- **Jodidtabletten**
- **Schilddrüsenhormone**
- **Schilddrüsenblocker (in der Fachsprache Thyreostatika genannt)**

**Operation**
- **Entfernung der Schilddrüse (ganz oder teilweise)**

**Radiojod-Therapie**
- **Zerstörung von Schilddrüsengewebe**

**Weitere Mittel, die dem Körper Jod zuführen können: bestimmte Heil- oder Mineralwässer, Blasentang (getrocknet in der Apotheke erhältlich) sowie jodhaltige Zahnpasta.**

## Die Behandlung mit Jod

Jod ist Mangelware in unserer Nahrung. Nur wer viel Meeresfisch ißt – mindestens zweimal pro Woche – hat gute Chancen, seinen Bedarf an diesem Spurenelement ausreichend zu decken. Ansonsten besteht die Gefahr, daß die Schilddrüse den Jodmangel auszugleichen sucht und sich dabei vergrößert.

Zur Vorbeugung, aber auch zur Behandlung von bereits aufgetretenen Schilddrüsenproblemen kann es daher notwendig sein, Jodtabletten einzunehmen. Diese stehen als sogenanntes Jodid in unterschiedlicher Dosierung zur Verfügung.

Wieviel von dem Medikament eingenommen werden soll, bestimmt der Arzt mit Hilfe seiner Untersuchungsergebnisse. Zur Vorbeugung ist meist nur eine geringere Dosis an Jodidtabletten nötig. Bei einer schon bestehenden Krankheit kann mehr Jodid notwendig sein. Jodid wird auch bei Mangelzuständen, Schwangeren, Kleinkindern und Säuglingen gegeben.

Das sollten Sie beachten, wenn Sie Jodidtabletten einnehmen müssen:

- Jodid kann im Prinzip zu jeder Tageszeit eingenommen werden. Es ist aber besser, eine feste Zeit einzuhalten – z.B. morgens, zum Frühstück. Die Tabletten sind gut in Wasser oder Säften löslich. Am besten gibt man sie so Kindern zu trinken.

- Haben Sie keine Angst vor Nebenwirkungen. Jodidtabletten müssen schon sehr hoch dosiert sein, um im Körper Schaden anzurichten. Die Mengen, die Sie von Ihrem Arzt erhalten, liegen aber weit unter dieser Grenze. Trotzdem sollten Sie die Tabletten aber nicht willkürlich einnehmen, sondern sich immer an die Verordnung Ihres Arztes halten.

**Wann verordnet der Arzt Jodidtabletten?**

- **Zur Vorbeugung eines Kropfes – vor allem in Zeiten hormoneller Umstellung wie in der Pubertät, der Schwangerschaft und Stillzeit**
- **Zur Behandlung eines Kropfes im Kindes- und Jugendalter**
- **Als alleinige oder auch als begleitende Therapie eines Kropfes im Erwachsenenalter**
- **Zur Entlastung der Schilddrüse im Rahmen der Nachbehandlung nach Operationen, Bestrahlung**

- Wenn Sie Ihre Ernährungsgewohnheiten umstellen, z.B. mehr Fisch essen oder jodiertes Speisesalz verwenden, kann die benötigte Tablettenmenge geringer sein. Suchen Sie deshalb Ihren Arzt auf, damit er die Dosis neu bestimmen kann.

## Hormone

Schilddrüsenhormone werden einem Patienten aus zwei Gründen gegeben:

- Zur Behandlung einer Unterfunktion, also um einen Mangel an Hormonen im Blut auszugleichen
- Um die Schilddrüse ruhigzustellen, und um ihr die Arbeit abzunehmen

Wenn zuwenig oder gar kein Schilddrüsengewebe vorhanden ist, entsteht eine Unterfunktion, das heißt, es werden nicht genügend Botenstoffe T3 und T4 produziert. Dies kommt bei angeborenen Fehlbildungen oder nach Krankheiten und Eingriffen an der Schilddrüse vor. Die fehlenden Schilddrüsenhormone müssen ersetzt und dem Körper von außen zugeführt werden. Der Patient nimmt dann Tabletten mit Schilddrüsenhormonen ein.

**Bei der Einnahme von Jodidtabletten sollten Sie sich genau an die Anweisungen Ihres Arztes halten.**

**70 Prozent aller Kröpfe bilden sich zurück, wenn Schilddrüsenhormone zusammen mit Jod eingenommen werden.**

Wenn eine vergrößerte Schilddrüse nicht ausreichend mit Jodidtabletten zu behandeln ist, verordnet der Arzt meist noch zusätzlich Tabletten mit Schilddrüsenhormonen. Diese haben folgende Wirkung: Werden von außen dem Körper die notwendigen Schilddrüsenhormone zugeführt, erkennt das die Hirnanhangsdrüse. Als Hormonkoordinationszentrale erteilt sie dann der Schilddrüse den Auftrag, die Hormonproduktion einzustellen. Die Schilddrüse wird so von der Arbeit befreit, kann sich erholen und verringert dabei sogar ihre Größe. Organe, die nicht mehr arbeiten, verkleinern sich. Das sollten Sie beachten, wenn Sie Tabletten mit Schilddrüsenhormonen einnehmen:

- Bei der Schilddrüsenunterfunktion ist es bis auf wenige Ausnahmen meist lebenslang notwendig, Schilddrüsenhormone einzunehmen. Der Patient muß also täglich die fehlende Menge an Hormonen in Form von Tabletten schlucken.

- Der Arzt bestimmt und überwacht regelmäßig, wieviel Schilddrüsenhormone man braucht. Das hängt von Alter, Größe und Gewicht des Patienten sowie vom Ausmaß der Unterfunktion ab.

- Bei der Behandlung eines Kropfes tritt die erwartete Rückbildung in den meisten Fällen frühestens nach sechs

## Wann verordnet der Arzt Schilddrüsenhormone?

- **Bei Schilddrüsenunterfunktion durch erbliche Störungen**
- **Bei Entzündungen der Schilddrüse**
- **Nach Operationen der Schilddrüse**
- **Zur Behandlung eines Kropfes, um das Schilddrüsenwachstum zu bremsen**

Monaten ein. In der Regel müssen die Patienten etwa zwei Jahre lang mit Schilddrüsenhormonen behandelt werden, bis ein Erfolg erzielt wird.

- Die regelmäßige Einnahme der Tabletten ist besonders wichtig. Es gibt Kalenderpackungen mit Angabe des Wochentages, die helfen, das Medikament nicht zu vergessen. Legen Sie eine Tageszeit fest, an der Sie die Tablette einnehmen – am besten morgens nach dem Zähneputzen.

- Wenn Ihr Kind Tabletten mit Schilddrüsenhormonen nehmen muß: Achten Sie auch bei ihm ganz konsequent auf die regelmäßige Einnahme. Ein Schilddrüsenhormonmangel kann schwere Folgen haben!

- Tabletten mit Schilddrüsenhormonen sind unschädlich. Zu Beginn einer Behandlung können bei einigen Patienten leichte Beschwerden auftreten, die denen einer Überfunktion ähneln. Diese entstehen durch die stoffwechselsteigernde Wirkung der Schilddrüsenhormone. Solche Beschwerden sind meist nur vorübergehend.

**Wann verordnet der Arzt Schilddrüsenblocker?**
**Bei einer Schilddrüsenüberfunktion durch heiße Knoten oder die Basedow-Krankheit.**

## Schilddrüsenblocker

Zur Behandlung einer Überfunktion durch heiße Knoten oder durch die Basedow-Krankheit gibt es auch Medikamente, die die Bildung von Schilddrüsenhormonen verlangsamen oder ganz blockieren. Dadurch wird die Hormonkonzentration im Blut normalisiert, und die Zeichen der Hyperthyreose verringern sich. Wenn der Patient die speziellen Tabletten einnimmt (sogenannte *Thyreostatika)*, dauert es im allgemeinen aber einige Zeit, bis die Wirkung einsetzt. Die Medikamente hemmen nur die Neubildung von Schilddrüsenhormonen. Die im Schilddrüsengewebe gespeicherten Hormonvorräte werden dagegen nicht beeinflußt.

Das sollten Sie beachten, wenn Sie Schilddrüsenblocker einnehmen:

- Bei etwa fünf Prozent der Fälle kann es durch die Einnahme von Schilddrüsenblockern zu allergischen Hautreaktionen kommen. Ganz selten wird die Bildung der weißen Blutkörperchen im Knochenmark unterdrückt. Die Tabletten sollten dann sofort abgesetzt werden.

- Wenn die Behandlung erfolgreich und der Stoffwechsel normalisiert ist, wird der Patient an Gewicht zunehmen. Die Ernährungsgewohnheiten sollten dann an die neue Situation angepaßt werden, damit kein Übergewicht entstehen kann.

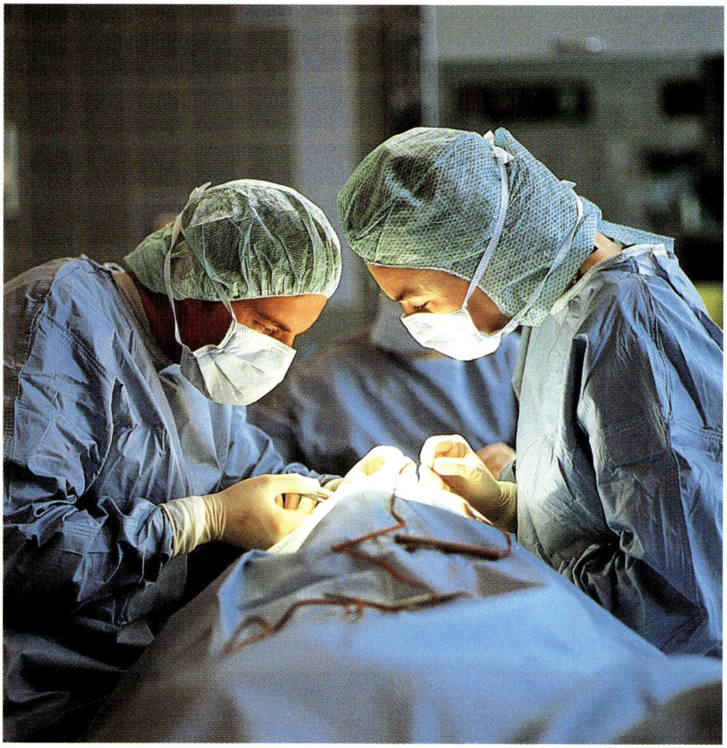

*Für die Ärzte und das OP-Personal ist eine Operation tägliche Routine, doch immer auch perfektes Zusammenspiel und Konzentration.*

## Operation

Schilddrüsenoperationen sind der vierthäufigste operative Eingriff in Deutschland. Etwa 90 000 Operationen werden jährlich durchgeführt. Die meisten Operationen betreffen den Kropf. Bei großen und knotigen Kröpfen ist eine Operation fast immer unumgänglich. Wenn sich nach einjähriger Tablettenbehandlung der Kropf nicht wesentlich zurückgebildet hat, entscheidet sich der Arzt meistens für den Eingriff. Auch bei der Schilddrüsenüberfunktion durch heiße Knoten sowie bei Krebs wird häufig operiert. Je nach Art der Krankheit kann der Chirurg die gesamte Schilddrüse entfernen oder nur einen Teil. Wenn Krebs besteht, werden oft auch die Lymphknoten am Hals entfernt.

## Nach der Operation

Bei allen Operationen ist die Nachbehandlung sehr wichtig. Um zu vermeiden, daß ein Kropf erneut wächst, sollten Jod- und Schilddrüsenhormon-Tabletten eingenommen werden. Die regelmäßige Kontrolluntersuchung durch den Arzt ist äußerst wichtig, damit der Erfolg des Eingriffs auch langfristig erhalten bleibt. Der Aufwand sollte doch nicht umsonst gewesen sein! Es ist auch viel schwieriger, eine zweite Operation durchzuführen, da sich der Chirurg in einem voroperierten Gebiet mit Narben oft nicht mehr so gut zurechtfindet. Die Gefahr von Komplikationen steigt dann an.

**Mit einer Operation ist der Fall nicht ein für alle Mal erledigt. Medikamente müssen danach meistens lebenslang eingenommen werden.**

### Wann ist eine Operation nötig?

- **Bei der Kropfkrankheit, vor allem wenn große und knotige Kröpfe bestehen**
- **Bei Schilddrüsenkrebs**
- **Bei einer Schilddrüsenüberfunktion, die durch heiße Knoten oder die Basedow-Krankheit hervorgerufen wird**

Das sollten Sie über Schilddrüsenoperationen wissen:

- Eingriffe an der Schilddrüse gehören heute wie Blinddarmoperationen auch zu den Routineoperationen. Durch den Einsatz moderner Narkose- und Operationstechniken kommt es nur sehr selten zu Zwischenfällen.

- Bei weniger als einem Prozent der Patienten tritt eine – meist vorübergehende – Lähmung des Stimmbandnervs auf. Dieser Nerv verläuft sehr nahe an der Schilddrüse. Manchmal wird er bei dem Eingriff beschädigt.

- Auch ein Teil der sogenannten Nebenschilddrüsen kann unbeabsichtigt mit entfernt werden. Es gibt insgesamt vier kleine Drüsenorgane, die den Kalziumstoffwechsel regulieren. Normalerweise übernehmen die verbliebenen Drüsen die Hormonproduktion. Eine Zeit lang müssen vielleicht aber Kalziumtabletten eingenommen werden, um einer Störung im Kalziumhaushalt vorzubeugen.

- In der Regel ist bei einer Schilddrüsenoperation ein Krankenhausaufenthalt von nur etwa einer Woche notwendig. Der Patient sollte sich aber noch zwei bis drei Wochen nach der Operation zu Hause schonen.

## Radiojodtherapie

**Durch das radioaktive Jod kann ohne Operation gezielt Schilddrüsengewebe zerstört werden.**

Ein weiteres Verfahren, Schilddrüsengewebe zu entfernen, ist die innere Bestrahlung mit radioaktivem Jod. Die Radiojodtherapie kann als ergänzende Maßnahme zu anderen Behandlungen oder auch als alleinige Therapie eingesetzt werden. Sie wird vor allem dann benutzt, wenn eine Operation nicht so günstig erscheint oder zu gefährlich ist – etwa bei älteren Patienten oder wenn sich ein Kropf neu gebildet hat und die Risiken einer Zweitoperation zu groß sind.

Das sollten Sie über die Radiojodtherapie wissen:

- Die Behandlung ist unkompliziert. Sie wird während eines stationären Aufenthaltes in einer nuklearmedizinischen Abteilung einer Klinik durchgeführt.
  Am Tag der Aufnahme schluckt der Patient das Radiojod in Form einer Kapsel. Es ist weder zu schmecken noch zu fühlen. Nur gelegentlich kann die Schilddrüse leicht anschwellen.

- Während der Behandlung bleiben die Patienten auf der nuklearmedizinischen Station. Diese Quarantäne hat strahlenschutzrechtliche Gründe. Das von der Schilddrüse nicht aufgenommene Jod wird mit dem Urin ausgeschieden und über besondere Toilettenanlagen entsorgt. Die radioaktive Substanz gelangt dann nicht in öffentliche Abwässer.

- Viele Patienten haben Angst, daß die Behandlung mit radioaktiven Substanzen gefährlich sein könnte. Sie brauchen keine Sorge zu haben. Die Reichweite der ausgesandten Strahlung beträgt etwa zwei Millimeter und bleibt damit auf die Zellen der Schilddrüse beschränkt.

- Auch wenn die Risiken gering sind, darf die Radiojodbehandlung bei Frauen in der Schwangerschaft und Stillzeit nicht durchgeführt werden.

**Die Anwendung der Radiojodtherapie ist für den Patienten relativ bequem. Auch die Risiken sind gering.**

## Wann wird eine Radiojodbehandlung durchgeführt?

- **Bei einer vergrößerten Schilddrüse**
- **Bei einer Schilddrüsenüberfunktion, die durch heiße Knoten oder durch die Basedow-Krankheit verursacht wurde**
- **Bei Schilddrüsenkrebs**

# Alles Wichtige zur Vorbeugung

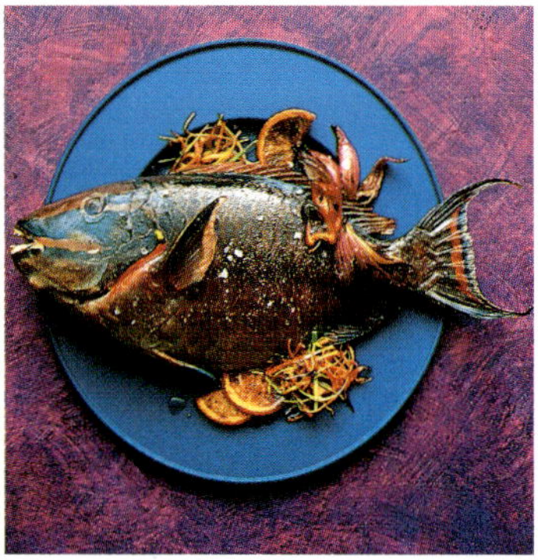

*Seefisch ist wertvolle Nahrung und delikater Genuß.*

**Jedes 20. Neugeborene hat einen Kropf. Das muß nicht sein: Durch eine gezielte Vorsorge in der Schwangerschaft können ein Jodmangel und dessen Folgen für das Baby wirksam verhindert werden.**

## Jodvorsorge in der Schwangerschaft

Rund 6000 Babys kommen bei uns jährlich mit einem Kropf auf die Welt. Von allen bekannten Stoffwechselkrankheiten bei Neugeborenen tritt die Schilddrüsenunterfunktion am häufigsten auf. Eine unzureichende Jodversorgung während Schwangerschaft und Stillzeit ist die Ursache. In dieser Zeit besteht ein erheblicher Mehrbedarf an dem wichtigen Spurenelement Jod.

Vielen Frauen, aber auch einigen Medizinern ist diese Tatsache jedoch nicht bewußt. Daher zählt der Jodmangel neben dem Eisenmangel zu den häufigsten nahrungsbedingten Defiziten in der Schwangerschaft.

### Verhindern Sie die schweren Folgen eines Jodmangels!

Bereits ab der 12. Schwangerschaftswoche benötigt die kindliche Schilddrüse Jod als Baustein für die eigenen Hormone. Diese steuern ganz zentrale Stoffwechselvorgänge im Organismus des Ungeborenen und fördern Reifung und Entwicklung sämtlicher Organe. Sie beeinflussen auch die Entwicklung der Knochen und des Nervensystems. Wenn sehr lange Jod fehlt, kann das Kind in seiner körperlichen und geistigen Reifung zurückbleiben und auch nach der Geburt unter Folgeschäden leiden.

Babys mit einer Schilddrüsenunterfunktion durch Jodmangel

liegen vor allem bei der Skelett- und Gehirnentwicklung oft deutlich hinter gesunden Neugeborenen zurück. Sie sind außerdem häufig apathisch, trinkfaul und neigen zur Verstopfung.

Damit ihr Kind gesund auf die Welt kommt, sollte eine werdende Mutter schon bei den ersten Vorsorgeuntersuchungen in der Schwangerschaft ihre Schilddrüse kontrollieren lassen.

Darüber hinaus müssen Frauen während der Schwangerschaft und Stillzeit unbedingt auf eine jodreiche Nahrung achten. Neben jodiertem Speisesalz ist Seefisch die beste Quelle für dieses Spurenelement. Mindestens einmal, besser noch mehrmals pro Woche sollte eine Fischmahlzeit auf dem Speiseplan stehen.
Da Jod in anderen Lebensmitteln knapp ist, kann es trotzdem schwierig sein, den von 200 auf 250 Mikrogramm Jod angestiegenen Tagesbedarf der Schwangeren durch die Nahrung zu decken. Gesundheitsexperten raten daher Frauen in der Schwangerschaft und Stillzeit, Jodidtabletten als Nahrungsergänzung einzunehmen.

Das sollten Schwangere über Jodmangelvorbeugung wissen:

- Lassen Sie bei der Schwangerschaftsvorsorge auch Ihre Schilddrüse untersuchen.
- Ernähren Sie sich jodreich. Essen Sie mindestens einmal pro Woche Seefisch. Verwenden Sie jodiertes Speisesalz und trinken Sie viel Milch.
- In der Schwangerschaft braucht der Organismus mehr Mineralstoffe, Vitamine und Spurenelemente. Jodidtabletten sind zur Nahrungsergänzung sinnvoll. Lassen Sie sich von Ihrem Arzt beraten.

**Achtung! Wenn Sie vergeblich auf ein Kind warten, kann häufig die Schilddrüse schuld sein. Beide Partner sollten den Funktionszustand Ihrer Schilddrüse vom Arzt untersuchen und sich gegebenenfalls behandeln lassen.**

# Wunschkinder mit gesunder Schilddrüse

**Bei Kinderwunsch auch an die Schilddrüse denken!**

Schilddrüsenhormone greifen auch in den Stoffwechsel anderer Drüsen ein. So beeinflussen sie auch die Funktion der männlichen und weiblichen Keimdrüsen, der Hoden und Eierstöcke.
Wenn sich ein Paar vergeblich ein Kind wünscht, kann die Schilddrüse schuld sein, sowohl die des Mannes als auch die der Frau. Scheinbar so weit vom Ort des Geschehens ent-

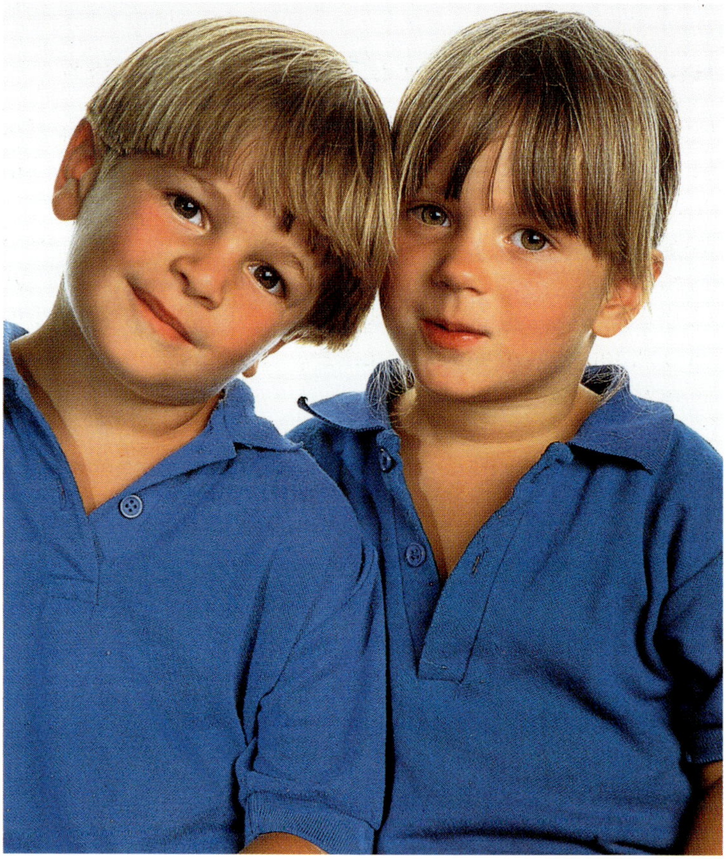

*Phantasie, Vitalität und Neugier auf das Leben springt von den Kindern auch auf die Erwachsenen über. Wer sich Kinder wünscht, ist auch bereit, sich auf sie einzulassen und mit ihnen Lebensfreude zu teilen.*

fernt, kann das kleine Drüsenorgan am Hals beim Mann die Samenproduktion behindern.
Bei Frauen kommt es häufig zu Zyklusstörungen. Die Regelblutung kann unregelmäßig werden oder auch ganz ausbleiben. Außerdem wird durch die Schilddrüsenhormone der Blutspiegel des Hormons Prolaktin erhöht.
Prolaktin unterdrückt die Eireifung und verhindert die Einnistung eines Eies in die Gebärmutter. Tritt aber trotzdem eine Schwangerschaft ein, so kommt es in 30 bis 50 Prozent aller Fälle zu einer Fehl- oder Frühgeburt. Durch das erhöhte Prolaktinhormon ist nämlich auch der Erhalt einer bereits eingetretenen Schwangerschaft gefährdet.

## Schilddrüsenhormone bei Empfängnisstörungen

Eine Langzeitstudie an über 500 Frauen, die wegen Unfruchtbarkeit zum Arzt gingen, zeigte, daß häufig die Schilddrüse Ursache für Empfängnisstörungen war.
Rund ein Viertel der untersuchten Frauen litt an einer mehr oder weniger starken Schilddrüsenunterfunktion. Bei 16 Prozent dieser Frauen, die ausschließlich mit Schilddrüsenhormonen behandelt wurden, trat bald darauf eine Schwangerschaft ein.
Durch die Kombination der Schilddrüsenhormon-Tabletten mit anderen Medikamenten stieg die Schwangerschaftsrate sogar auf 30 Prozent an. Außerdem konnte das Risiko für Fehl- oder Frühgeburten durch Schilddrüsenhormone deutlich gesenkt werden.

**Die Gabe von Schilddrüsenhormonen kann in vielen Fällen von Empfängnisstörungen den Frauen eine Schwangerschaft ermöglichen.**

Wenn Sie also schon länger einen unerfüllten Kinderwunsch haben, sollte Ihr Arzt neben anderen Untersuchungen auch die Schilddrüse in Augenschein nehmen. Und zwar bei Ihnen selbst und bei Ihrem Partner, denn die Schilddrüse könnte sowohl beim Mann die Produktion des Samens behindern als auch bei der Frau die Empfängnis verhindern.

**Es gibt verschiedene Möglichkeiten, die notwendige Jodmenge einzunehmen. Achten Sie auch auf Ihre Vorlieben, denn Essen soll auch Lust und Freude bereiten!**

# Regeln für die richtige Ernährung

- Sie werden keine Jodversorgungsprobleme haben, wenn Seefisch Ihre Leib- und Magenspeise ist. Mit täglich 100 bis 150 Gramm Meeresfisch wäre der Bedarf an dem Spurenelement Jod gedeckt.

- Aber auch mit Milch und Eiern könnten Sie sich genug Jod holen.
  Allerdings müßten sie mindestens einen Liter Milch täglich trinken, um annähernd auf die benötigte Menge zu kommen.

- Eine weitere sichere Quelle zur Jodversorgung ist jodiertes Speisesalz.
  Wollte man aber den Tagesbedarf von 200 Mikrogramm ausschließlich durch Jodsalz decken, müßte man täglich etwa zehn Gramm jodiertes Speisesalz zu sich nehmen. Das ist aber für viele Menschen zuviel. Außerdem besteht dann das Risiko für andere Krankheiten – bei salzempfindlichen Menschen könnte ein Bluthochdruck begünstigt werden.

- Es ist ungünstig, die Jodversorgung nur auf eine Säule zu stützen.
  Wenn Sie sich beispielsweise nur von Fischspeisen ernähren wollten, wäre Ihre Ernährung zu einseitig. Sie würden dann vielleicht anderen Mangelerscheinungen Vorschub leisten.
  Wenn Sie aber allein durch jodiertes Salz Ihren Jodbedarf decken wollten, müßten Sie sich Ihre Speisen durchweg versalzen.

- Die Devise lautet deshalb, auf eine ausgewogene Ernährung zu achten. Alle Vitamine, Mineralstoffe und Spurenelemente sollten Ihrem Körper jeden Tag in ausreichender Menge zugeführt werden.

- Täglich Milch und Milchprodukte zu sich zu nehmen, ist auch für die ausreichende Versorgung mit dem Knochenmineralstoff Kalzium sinnvoll. Auch zur Ergänzung der Jodversorgung können sie beitragen.
- Mindestens einmal, besser aber zweimal pro Woche sollte eine Fischmahlzeit mit Seefisch auf Ihrem Speiseplan stehen.
- Ganz wichtig! – Einen Teil Ihres Jodbedarfs können Sie decken, wenn Sie bei der Zubereitung von Gerichten immer jodiertes Speisesalz verwenden!
- Frisches Obst und Gemüse ist für den Organismus von großer Bedeutung. Viele Mineralstoffe und Vitamine sind darin enthalten.
  Auch wenn sie zu einer ausreichenden Jodversorgung nicht viel beitragen können, sollten sie trotzdem keinesfalls auf dem Speiseplan fehlen.

**Frische, ausgewogene und vitaminreiche Kost ist für Ihren ganzen Organismus wichtig. Die Jodversorgung läßt sich damit leicht in Einklang bringen.**

## Tips für die gesunde Ernährung ohne Jodmangel

- Ein bis zwei Seefischmahlzeiten pro Woche
- Mindestens zwei Gläser Milch täglich
- Immer Jodsalz verwenden
- Beim Warenkauf auf Lebensmittel achten, die mit Jodsalz hergestellt wurden
- Nach Absprache mit dem Arzt Jodtabletten als Nahrungsergänzung verwenden
- Vor allem bei Vegetariern, in der Schwangerschaft und Stillzeit oder wenn ein erhöhtes Risiko für Schilddrüsenkrankheiten besteht, sollte Jodmangel vorgebeugt werden

**Wenn Sie Vegetarier sind, wählen Sie Ihre Speisen sicherlich ohnehin sehr bewußt aus. Denken Sie auch an Ihren Jodbedarf!**

## Jodergänzung bei rein pflanzlicher Ernährung

Strenge Vegetarier laufen Gefahr, durch eine rein pflanzliche Ernährung einen Jodmangel zu bekommen. Es fehlen dann alle Jodlieferanten, denn in Pflanzenkost ist Jod kaum enthalten. Manche Pflanzenprodukte können sogar die Schilddrüsenfunktion hemmen.

Wenn Sie auf Fleisch, Fisch und vielleicht auch auf Milch und Eier verzichten möchten, sollten Sie beim Kauf von Lebensmitteln besonders konsequent auf eine Jodierung achten. Bei der Zubereitung der Speisen nur Jodsalz verwenden! Außerdem empfiehlt es sich, mit Ihrem Arzt über die Einnahme von Jodidtabletten als Nahrungsergänzung zu sprechen.

### Jodgehalt von Nahrungsmitteln

(In Mikrogramm pro 100 Gramm Nahrungsmittel)

| Süßwasserfische | | Fleisch | |
|---|---|---|---|
| • Aal | 4 | • Leber | 14 |
| • Barsch | 4 | • Rinderherz | 30 |
| • Forelle | 3 | • Schweinefleisch | 2 |
| • Karpfen | 2 | | |
| **Seefische** | | **Andere Lebensmittel** | |
| • Hering | 52 | • Bananen | 3 |
| • Kabeljau | 120 | • Eier | 10 |
| • Schellfisch | 243 | • Kartoffeln | 4 |
| • Scholle | 190 | • Käse | 4 |
| • Seelachs | 200 | • Milch | 4 bis 11 |
| • Garnelen | 130 | • Tomaten | 2 |
| | | • Vollkornbrot | 9 |

# Die 50 wichtigsten Fachbegriffe zur Schilddrüse

*Adenom*
Gutartiger Knoten in der Schilddrüse

*Adenom, autonomes*
Gutartiger Knoten in der Schilddrüse mit eigener Hormonproduktion

*Akut*
Plötzlich mit heftiger Wirkung einsetzend

*Allergie*
Überschießende Reaktion des Abwehrsystems

*Antikörper*
Eiweißmoleküle, die vom Immunsystem für die Abwehr gebildet werden

*Autoantikörper*
Abwehrstoffe, die der Körper gegen eigenes Gewebe richtet

*Autoimmunkrankheit*
Störung des Abwehrsystems, bei der Antikörper gegen eigenes Gewebe gerichtet sind

*Autonomie*
Störung der Schilddrüsenregulation, wenn sich bestimmte Bereiche selbständig gemacht haben

*Basedow-Krankheit*
Durch Autoantikörper ausgelöste Schilddrüsenkrankheit mit Überfunktion

*C-Zell-Karzinom*
Schilddrüsenkrebs, der bei Menschen mit ererbter Veranlagung auftritt;
ist aggressiver als der differenzierte Schilddrüsenkrebs

*Chronisch*
Schleichender Krankheitsverlauf

*Computertomographie*
Spezielle Strahlenuntersuchung, bei der Schnittbilder vom Körper angefertigt werden

*Differenzierter Schilddrüsenkrebs*
Weniger bösartige Form eines Schilddrüsenkrebses, der aus drüsenähnlichen Zellen besteht

*Exophthalmus*
Hervortreten der Augen (bei der Basedow-Krankheit)

*Gene*
Träger der Erbinformationen

*Genetisch*
Erblich veranlagt

*Hashimoto-Entzündung*
Chronische Schilddrüsenentzündung durch Autoantikörper

*Heißer Knoten*
Hormonproduzierender, eigenständiger Bezirk in der Schilddrüse, der im Szintigramm sichtbar wird

*Hirnanhangsdrüse*
Drüse im unteren Bereich des Gehirns, die Steuerhormone produziert

*Hyperthyreose*
Schilddrüsenüberfunktion

*Hypophyse*
Fachsprachliche Bezeichnung für die Hirnanhangsdrüse

*Hypothyreose*
Schilddrüsenunterfunktion

*Immunsystem*
Abwehrsystem unseres Körpers

*Jod*
Spurenelement, das für den Aufbau der Schilddrüsenhormone T3 und T4 benötigt wird

*Jodid*
Jod in Tablettenform

*Kalter Knoten*
Nicht aktives Schilddrüsengewebe, das im Szintigramm sichtbar wird

*Kalzitonin*
Hormon, das für die Regulation des Kalziumhaushaltes wichtig ist

*Karzinom*
Bösartige Gewebeveränderung, Krebs

*Knotenstruma*
Kropf mit Knoten

*Metastasen*
Tochtergeschwülste eines Krebses in anderen Organen

*Mikrogramm (µg)*
Ein millionstel Gramm

*Nuklearmedizin*
Fachbereich der Medizin, in dem radioaktive Stoffe verwendet werden

*Prognose*
Voraussichtlicher Krankheitsverlauf

*Radiojodtherapie*
Schilddrüsenbehandlung mit radioaktivem Jod (innere Bestrahlung)

*Röntgen*
Strahlen, mit denen das Innere des Körpers abgebildet werden kann

*Sonographie*
Ultraschalluntersuchung

*Stimulation*
Anregung

*Struma*
Kropf, vergrößerte Schilddrüse

*Subakut*
Verlauf einer Krankheit zwischen plötzlich und chronisch

*Szintigraphie*
Verfahren, um den Funktionszustand der Schilddrüse zu erkennen; wird mit radioaktiven Substanzen durchgeführt

*T3*
Abkürzung für das Schilddrüsenhormon Trijodthyronin

*T4*
Abkürzung für das Schilddrüsenhormon Thyroxin

*Thyreoiditis*
Entzündung der Schilddrüse

*Thyreostatika*
Medikamente, die die Bildung von Schilddrüsenhormonen blockieren

*Thyroxin*
Schilddrüsenhormon T4

*Trijodthyronin*
Schilddrüsenhormon T3

*TSH*
Thyreotropes Hormon, das schilddrüsenstimulierende Hormon aus der Hirnanhangsdrüse, vermehrt die Ausschüttung von Thyroxin

*Ultraschalluntersuchung*
Verfahren, bei dem mit Ultraschallwellen Gewebestrukturen sichtbar gemacht werden (Sonographie)

*Undifferenzierter Krebs*
Sehr bösartige Form von Schilddrüsenkrebs, die aus rückgebildeten Zellen besteht

*Zyste*
Sackartiger, mit Flüssigkeit gefüllter Hohlraum in einem Organ, der mit einer Ultraschalluntersuchung festgestellt werden kann

## Über die Autorin

*Dr. Heike Kovacś* ist Ärztin und Journalistin. Ihr besonderes Interesse gilt der Kinder- und Frauenheilkunde sowie der Prävention – also der Vorbeugung von Krankheiten – insbesondere von Schilddrüsenerkrankungen. Sie publizierte zahlreiche Artikel, Aufsätze, Filmbeiträge sowie einen gynäkologischen Gesundheitsratgeber.

## Literatur

*Hehrmann, Rainer:* Schilddrüsenkrankheiten. Gustav Fischer Verlag. Stuttgart 1993

*Mödder, Gynter:* Krankheiten der Schilddrüse. Bund Verlag. Köln 1990

*Oberbeil, Klaus:* Fit durch Mineralien und Spurenelemente. Südwest Verlag. München 1995

*Scherbaum, Werner:* Schilddrüsenerkrankungen. Piper Verlag. München 1995

*Sollie, E. / Dr. Kovaćs, H.:* Das offene Gespräch mit dem Frauenarzt. Südwest Verlag. München 1995

*Vollmer, Helga:* Die Schilddrüse, das launische Organ. Ehrenwirth Verlag. München 1994

## Hinweis



## Bildnachweis

AKG, Berlin: 1, 13; Archiv Gerstenberg, Wietze: 21; IFA-Bilderteam, München: 4 (Comnet), 26 (Ostarhild); Ulrich Kerth, München: Titelbild (U1); Mainbild, Frankfurt: 23 (Schindler), U4; Alfred Pasieka, Hilden: 17; Claudia Rehm, Stockdorf: 28; Transglobe Agency, Hamburg: 76 (Jerrican/Charron); Tony Stone, München: 6 (Vera R. Storman), 12 (G. Brad Lewis), 19 (Zigy Kaluzny)

## Impressum



Lektorat:
Dr. med. Eberhard Wormer, Werner Lord
Medizinische Fachberatung:
Dr. med. Christiane Lentz
Redaktionsleitung:
Josef K. Pöllath
Bildredaktion:
Barbara Glöggler
Produktion:
Manfred Metzger
Umschlag:
Wolfgang Lehner
DTP/Satz:
ConceptSatz, München
Druck:
Color-Offset, München
Bindung:
R. Oldenbourg, München
Printed in Germany

Gedruckt auf chlor- und säurearmem Papier
ISBN 3-517-01745-0

# Register